KB057589

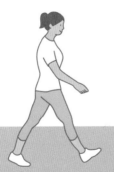

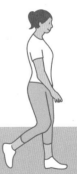

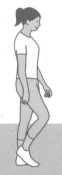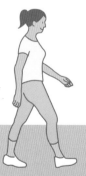

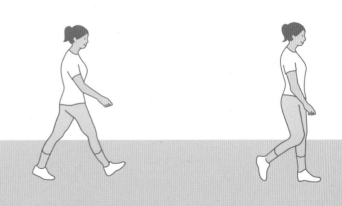

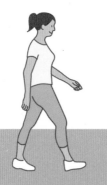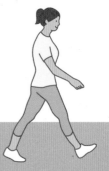

평생 걸을 수 있는 엉덩이 건강법

"OSHIRI" WO KITAERUTO ISSHO ARUKERU!
NETAKIRI YOTSU HIZATSU WO FUSEGU
by Matsuo Takashi
Copyright © Matsuo Takashi 2015
All rights reserved.
Original Japanese edition published by Ikeda Publishing CO., LTD.

Korean translation copyright © 2018 by BONUS Publishing Co.
This Korean edition published by arrangement with Ikeda Publishing CO., LTD., Tokyo,
through HonnoKizuna, Inc., Tokyo, and BC Agency

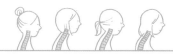

평생 걸을 수 있는 엉덩이 건강법

넘어지지도, 다치지도 않고 꼿꼿하게 백 세까지 걷는다

마쓰오 다카시 지음 · 황미숙 옮김

보누스

백 세까지 꼿꼿하게
걷고 싶은 당신에게

백 세 인생. 우리의 수명은 점점 길어지고 있다. 그런데 그 늘어난 시간 동안 건강하고 즐겁게 지낼 수 있는 몸도 함께 할까? 누워만 지내게 되지는 않을까? 그것은 지금 당신에게 달려 있다.

원하는 곳으로 마음껏 떠나고, 일상생활을 유지하는 기본은 '걷기'에 있다. 백 세까지 꼿꼿이 걸으며 스스로 힘으로 살기 위해서는 지금부터 걸어야 한다. 지금부터 걸어야 평생 걸을 수 있는 하체가 만들어지기 때문이다. 하체 중에서도 꼿꼿이 걷기 위해 가장 필요한 부분은 바로 '엉덩이'다.

그래서 나는 엉덩이의 중요한 역할을 많은 사람에게 알리고 싶은 마음에서 이 책을 썼다. 그저 신체 일부분에 지나지 않아 보이는 엉덩이에는 우리가 몰랐던 가능성이 무궁무진하다.

왜 엉덩이가 튼튼하면 평생 걸을 수 있을까? 그 답은 '엉덩이 근육'에 있다. 엉덩이 근육은 몸에서 가장 크고 강력한 근육이다. 엉덩이 근육을 이루는 '항중력근'은 몸을 지지하고 균형을 잡아주며 관절을 보호하는 일을 하기 때문이다.

엉덩이는 다른 근육이나 관절이 받는 부담을 줄이는 기능도 한다. 때문에 활동하는 많은 스포츠 선수가 항중력근을 중심으로 엉덩이를 강화한다. 그 선수들은 엉덩이를 강화하면 운동량이 많아도 부상이 적고, 운동 능력이 유지된다고 말한다.

걷는 속도와 치매 사이의 관계도 최근 학계에서 주목받고 있는데, 걷는 속도가 느려지면 치매에 걸릴 가능성이 높다고 한다. 이 또한 엉덩이 근육과 관련이 있다. 두 발로 걷는 데는 엉덩이 근육이 필수이기 때문이다. 엉덩이 근육이 약해지면 걷는 게 어려워지고 걷는 속도가 떨어져 치매에 걸릴 위험이 높아진다. 지금 잘 걷고 있다면 걱정할 필요가 없다고 생각하겠지만, 엉덩이 근육은 나도 모르는 사이에 쉽게 약해지고 퇴화하기 시작한다. 따라서 지금부터라도 엉덩이 근육을 트레이닝해야 평생 건강하게 웃으며 지낼 수 있다.

엉덩이 트레이닝에 나이는 중요하지 않다. 지금 엉덩이 근육이 약해도 괜찮다. 되살릴 수 있기 때문이다. 책에 엉덩이 근육이 어디에, 어떻게 중요한지 설명하고 스스로 진단하는 법, 트레이닝 방법을 담았다. 제대로 알고 먹는 밥이 우리 몸에 유익하듯이 운동도 마찬가지다. 진심으로 이 책이 당신의 건강한 삶에 조금이라도 도움이 되기를 바란다.

마쓰오 다카시

차 례

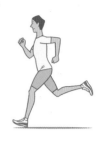

 걷기에 엉덩이가 왜 중요할까

PART 02 엉덩이 트레이닝으로 평생 꼿꼿하게 걷자

PART 03 엉덩이 근육이 다시 걷는 힘을 만든다

PART 04 엉덩이 근육은 얼마든지 되살릴 수 있다

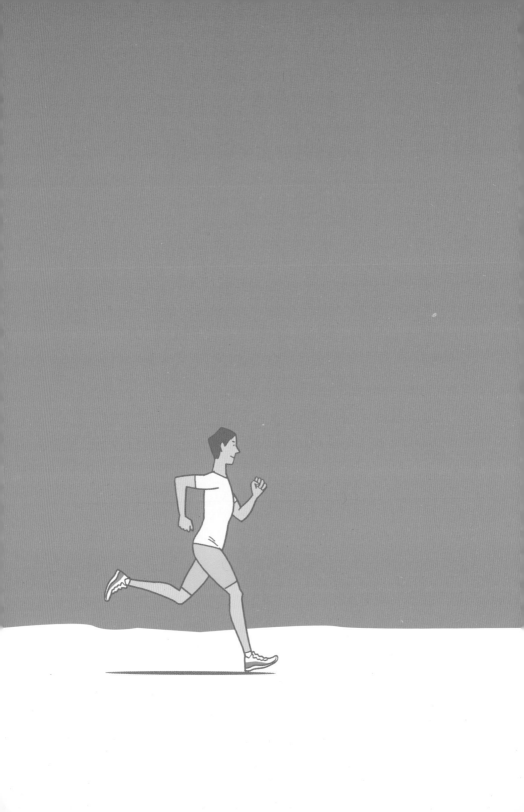

걷기에 엉덩이가
왜 중요할까

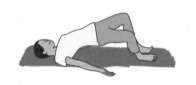

언젠가
걷지 못할 수도 있다

몇 년간 꼼짝 못하고 누워만 있는 당신의 모습을 상상해본 적 있는가? 지금 건강한 사람이라면 '언젠가 걷지 못할 수도 있다'는 생각을 하기 어렵겠지만 절대 그런 일이 없을 거라고 장담할 수는 없다.

나이가 들수록 하체는 점점 약해진다. 하체가 약해지면 걷는 게 힘들어진다. 걷기 힘들다는 건 머지않아 내 몸을 마음대로 움직이지 못할 확률이 높아진다는 뜻이다.

2012년에 발표된 일본 국립사회보장·인구문제연구소 데이터에 따르면 일본의 65세 이상 고령인구는 2010년에는 전체 인구의 23퍼센트 내외였으며, 2030년이면 30퍼센트를 넘는다. 물론 수명이 늘어나는 것은 좋지만, 돌봄이 필요한 고령인구도 함께 증가하는 문제가 발생한다. 일본 후생노동성 조사에 따르면 지원이나 돌봄이 필요한 고령인구는 2000년 약 218만 명이었지만 2013년에는 약 564만 명으로 늘어났다. 2013년 일본의 고령인구가 약 3,186만 명이니 대략 5명 중 1명은 돌봄이 필요한 셈이다.

일본에서 지원이나 돌봄이 필요한 정도를 표현할 때 가장 가벼운 수준이 '지원 필요1'이다. '지원 필요1'은 스스로 '앉았다 일어서기' '누웠다 일어나기' '한쪽 다리로 서기' 등의 동작이 어려운 상태를 말한다. 보통 '운동기능저하 증후군locomotive syndrome'을 원인으로 본다. 뼈, 관절, 신경, 근육 등 운동기관 기능 저하와 기능 장애를 뜻하는데, 악화되면 유연성, 균형 감각, 심폐지구력 등 기초체력이 떨어지게 된다. 그리고 더 나아가 잘못해서 넘어지기라도 하면 골절이나 관절 장애 등의 근골격계 질환이 발생해서 일상생활 대부분을 누군가에게 의지해야 한다.

일상생활에서 지극히 기본적인 세 가지 동작 '앉았다 일어서기' '누웠다 일어나기' '한쪽 다리로 서기'가 어려워지는 데는 하반신 근력 저하의 영향이 크다. 따라서 하반신 근력을 향상해서 운동기능저하 증후군을 예방하는 것이 스스로 힘으로 살 수 있는 가장 좋은 방법이다.

누워서 10년을
지낼 것인가

최근 '건강수명'이라는 말을 들어보지 않았는가? 건강수명이란 일상생활에 지장이 없으며 제한 없는 활동을 유지할 수 있는 연령을 말하는데, 대개 실제 '수명'보다 짧다. 다시 말해 누구에게도 의지하지 않고 혼자 힘으로 건강하게 지낼 수 있는 수명을 말하는 것이다.

이 '수명'에서 '건강수명'을 뺀 나머지는 신체적인 불편함을 느끼며 사는 기간이 되는 셈이다. 건강수명이 짧다는 것은 지원이나 돌봄이 필요하거나 누워서만 지내는 기간이 길어진다는 이야기다.

이 건강수명에 대한 관심은 점점 더 높아지는데, 2013년도 일본 후생노동성 데이터에 따르면 남성의 평균수명은 80.21년이지만 건강수명은 71.19년으로 9.02년이 짧았다. 여성은 평균수명이 86.61년이고 건강수명이 74.21년으로 12.40년이나 차이가 났다.

남성은 평균 9년 동안, 여성은 약 12년 동안 다른 사람에게 도움을 받으며 지낸다는 말이다. 요즘은 연명 치료 등 의료가 발달한 까닭에 누워 지내는 기간이 더 늘어났다는 이야기도 있지만 그렇게 긴 시간을 누워만 지낸다고 생각하면 아득해진다.

이제껏 아무 때나 가고 싶은 곳에 가는 것이 당연했다. 그런데 어느 날부터 화장실에 가거나 목욕을 하는 사소한 일상생활조차 누군가의 도움을 받지 않으면 안 된다면? 그리고 그런 생활이 수명이 다할 때까지 약 10년이나 계속된다면? 어떤가? 생각만 해도 괴로운 사람은 나뿐만이 아닐 것이다.

죽기 전까지
혼자 힘으로 걷고 싶다!

앞에서 살펴본 암담한 통계상의 현실을 당신의 현실로 만들지 않으려면 건강수명을 늘려야 한다. 그러기 위해서는 스스로 자신의 건강에 책임감을 갖고 관리해야만 한다.

'내 몸은 내가 제일 잘 안다'는 말들을 자주 하는데, 과연 10년 후의 몸도 그럴까? 누구도 장담할 수 없다. 미래의 시간을 누가 알겠는가? '지금'뿐만 아니라 '10년, 20년 후'의 건강까지 내다보며 관리하는 수밖에 없다.

그렇다면 무엇을 해야 할까? 앞서 하반신 근력과 건강수명의 상관관계를 살펴보았다. 하반신 근력이 약해지면 건강수명은 짧아진다. 즉 하반신 근력을 유지하고 향상시키는 것이 건강수명을 늘리는 핵심인 것이다. 하반신 근력만 잘 관리해도 건강수명과 실제 수명의 차이가 줄어든다. 또한 나이가 들더라도 가고 싶은 곳을 자유롭게 갈 수 있으므로 유쾌한 나날을 보낼 수 있다.

지금도 건강하고 옛날부터 체력에 자신 있어서 괜찮다고 하는 분이 있을지도 모르겠다. 물론 인생에 정답은 없으니 선택은 스스로에게 달렸다. 하지만 나는 묻고 싶다. 10년 전의 내가 지금의 나와 다르듯이 10년 후의 나는 또 다르다. 괜찮다고 방심하며 지내다가 10년이라는 세월을 누워서만 보낼 것인가? 아니면 건강수명을 늘리기 위해 지금부터 행동할 것인가? 당신에게 이상적인 삶은 무엇인가?

빨리 달리면서도
다치지 않는 사람의 비밀

나는 중학교 때부터 대학교 때까지 육상 단거리 선수로 활동했다. 훌륭한 선수들을 많이 만났는데, 특히 아프리카계 육상 선수들이 굉장했다. 그들의 체형을 보면 다른 선수들과 확연히 다른 부분이 있었다.

바로 '엉덩이'였다. 신장은 큰 차이가 없었지만 엉덩이 발달 정도가 달랐다. 아프리카계 선수의 엉덩이는 둥글고 뒤로 튀어나와서 눈에 띄었다. 또, 다리가 장딴지로 내려갈수록 점점 가늘어졌다. 보통 엉덩이보다 대퇴부나 장딴지의 근육이 더욱 발달한 선수들과는 상반된 모습이었다.

아프리카계 선수는 기록이 좋으면서도 부상이 적었다. 육상 선수 대부분이 대퇴부 뒤쪽이나 장딴지 근육이 벌어지는 등 부상이 잦은 반면에 아프리카계 선수는 잘 다치지 않았다.

건강수명을 늘리는 열쇠는
엉덩이에 있다!

전문적인 '엉덩이 트레이닝'을 필자는 80대 여성의 운동 지도를 담당하면서 시작했다.

피트니스 클럽에서 근무한 지 5년쯤 되었을 때였는데, 서거나 걷는 게 불편해진 몸을 고치고 싶다는 상담이 들어왔다. 골프가 취미인 80대 여성이었다. 골프를 즐겨하지만 평소에는 거의 걷지도 못한다고 하였다. 딱 보기에도 그분은 의자에서 일어서거나 앉는 동작이 자연스럽지 않았다.

당시만 해도 편하게 서거나 걷지 못하는 사람을 위한 트레이닝 프로그램은 대퇴부를 중심으로 구성했다. 하지만 경험상 대퇴부나 장딴지를 아무리 강화시켜도 '일어서기'나 '걷기'에 큰 변화를 볼 수 없었다. 고민을 하던 중 문득 '엉덩이 근육'이 떠올랐다. 엉덩이 근육은 엉덩 관절인 고관절을 조절하는 근육으로 다리가 시작되는 부분에 위치해있다. 따라서 이 고관절을 움직이는 근육을 강화한다면 걷는 데 효과가 있으리라 생각했다.

그렇게 일대일 트레이닝을 시작했다. '엉덩이 근육 발달' 중심의 첫 번째 트레이닝 프로그램이었다. 당시는 지금만큼 엉덩이 트레이닝의 체계가 확실하지 않아서 시행착오를 거듭하며 일주일에 한 번씩 트레이닝을 지속했다.

3개월쯤 지난 어느 날 "왠지 요즘 편안하게 일어서고 앉을 수 있게 되었고, 골프를 치러 가도 예전만큼 피곤하지 않다"며 밝은 표정을 지었다. 그 말 덕분에 엉덩이 트레이닝의 효과에 자신감을 가지게 되었다.

이후 3개월 동안 트레이닝을 계속하면서 발전해나갔다. 그렇게 총 6개월 동안 트레이닝을 실시하며, 예전에 비해 '서기' '의자에서 일어서기' '걷기' 자세가 개선되었다. 자세가 확실히 자연스러워진 것이다. 이 경험을 계기로 다른 사람에게도 엉덩이 트레이닝을 추천하기 시작했다.

이 경험은 '엉덩이를 계속 단련하면 서거나 걷는 데 큰 개선 효과가 나타난다'는 확신으로 이어졌다. 이 80대 여성을 만나지 못했다면 지금의 엉덩이 근육 전문 트레이닝을 확립시키지 못했을지도 모른다.

인간은 엉덩이의 힘으로
진화했다

인간이 두 발로 걷는 것을 당연하게 생각하겠지만, 이렇게 걷기까지 약 5억 년이라는 긴 세월이 걸렸다는 사실을 아는가?

다윈의 진화설로 이야기해보면 인류의 기원은 바닷속 생물에서 시작했다. 그 생물이 물가로 올라와 '양서류'가 된 다음 '파충류'로 진화하고, 나아가 '포유류'로 진화했다. 그 후 '영장류'에서 '유인원'으로 나아가 드디어 '인류'에 도달했다. 바닷속 척추동물이 뭍으로 올라오기까지 약 1억 년이 걸렸다. 지금으로부터 약 3억 8,000만 년 전의 일이다. 그리고 두 발로 걷는 인류의 조상이 출현한 것은 지금으로부터 400만 년 전의 일이다. 즉 생물이 바다에서 육지로 나오고 인간이 두 발로 걷기까지 5억 년이 넘는 억겁의 세월이 걸렸다는 말이다. 이것만으로도 '두 발로 걷는 인류'의 깊이를 엿볼 수 있다.

그렇게 인류의 큰 특징은 두 다리로 서고 두 다리로 걷는 것이 되었다. 포유류 대부분이 다리 네 개로 신체를 지지하는데, 인간만이 두 다리로 서게 된 데는 '엉덩이 근육'이 큰 역할을 했다. 인간은 지구의 중력을 거스르며 고작 이십 몇 센티미터의 불안정한 두 발 위에 여러 기관을 싣고 선다. 균형을 조절하면서 원하는 곳으로 이동할 수 있는 것은 인류가 다른 생물보다 엉덩이 근육이 발달하고 진화한 덕분에 가능한 일이다. 엉덩이 근육이 약하면 두 다리로 제대로 설 수 없고 원하는 대로 걸을 수 없기 때문이다.

엉덩이의 발달은 인간이 두 다리로 서고 걷는 것을 가능하게 했을 뿐만 아니라, 두 팔을 자유롭게 만들어 다양한 작업을 할 수 있게 되었다. 이는 인간의 뇌 발달에도 간접적이나마 영향을 미쳐, 결과적으로 인간은 다른 생물보다도 뇌가 크게 진화했다. 엉덩이의 발달이 인간의 진화에 크게 기여한 것이다.

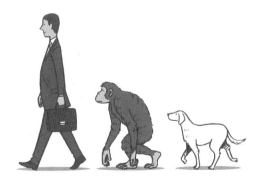

몸을 지키는
최강의 근육은 무엇인가

인간의 신체 중에서 가장 중요한 관절은 골반에 있는 두 개의 고관절이다. 걸을 때마다 한쪽 고관절에 걸리는 힘은 최대 체중의 3배가 넘는다. 가령 체중이 50킬로그램인 사람이 걸으면 한 걸음마다 최대 150킬로그램 이상의 무게가 고관절에 실리는 셈이다.

150킬로그램이면 스모 선수 한 명의 체중에 상당한다. 한 걸음을 내딛을 때마다 그렇게 어마어마한 무게가 고관절에 걸린다니 엄청나지 않은가? 이때 고관절을 안정시키고 충격을 흡수하며 지켜주는 것이 바로 엉덩이 근육이다.

엉덩이 근육은 대둔근, 중둔근, 소둔근, 세 가지로 이루어져 있다. 그중에서 대둔근이 가장 크고 강력한 근육이다. 고관절을 둘러싸듯이 붙어 있는 대둔근이 발달할수록 고관절이 받

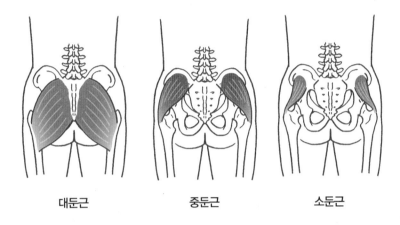

대둔근   중둔근   소둔근

는 부담이 줄어든다. 그 결과 걷거나 달리고 뛰어오르는 동작
이 쉬워진다.

중둔근과 소둔근은 대둔근만큼 힘을 발휘하지는 못하지만
걸을 때 고관절을 안정시키거나 균형을 조절하는 일을 한다.
또, 한쪽 다리로만 설 때 신체를 안정시키는 역할도 한다. 이처
럼 사람들이 잘 인식하지 못하고 있지만, 엉덩이는 몸을 움직
이는 데 매우 중요하다.

다리 근육을 키우는 것이 중요하다는 사실은 이미 알고 있
을 것이다. 다리 근육도 중요하지만, 우리 몸을 관찰하다 보면
다리에 있는 발목 관절과 무릎 관절에 비해 고관절에 걸리는

부분이 훨씬 크다는 사실을 한눈에 알 수 있다. 관절에 걸리는 부분이 클수록 그만큼 큰 힘을 발휘하고 큰 동작을 할 수 있다. 이처럼 신체 중 가장 커다란 부분을 움직이는 관절이 바로 고관절이다. 그리고 이 고관절과 밀접한 것이 엉덩이 근육이다.

그런데 안타깝게도 엉덩이 근육은 약해지기 쉽다. 엉덩이 근육은 골반이 기울어지는 자세나 운동 습관, 생활 환경에 쉽게 영향을 받기 때문이다. 젊은 시절에 비해 등이 굽거나 계속 서 있는 게 어렵고 계단을 오르내리기 힘든 증상이 나타나지는 않는가? 그 증상들이 바로 엉덩이의 퇴화 스위치가 켜졌다는 신호다.

골반이 기울수록
엉덩이가 강해진다

엉덩이 근육의 발달 정도는 인종에 따라 차이가 난다. 발달 정도는 아프리카, 유럽, 아시아 인종 순으로 낮아진다. 이 세 인종은 신체 외형상 차이가 있어 종종 뼈대가 다르다거나 근육이 다르다고 하는데 사실 해부학적으로 보면 뼈의 형태와 수, 관절이나 근육의 종류와 수는 전혀 다르지 않다.

그렇다면 무엇이 '엉덩이 근육'의 차이를 만드는 것일까? 그 답은 '골반의 기울기'에 있다. 기능해부학에서는 골반의 상부가 하부보다 앞으로 기울어진 것을 '전경 前傾', 하부보다 뒤로 기울어진 것을 '후경 後傾'이라고 표현한다. 골반의 상부가 앞으로 기울어질수록 엉덩이 근육은 발달하기 쉬워진다. 반대로 상부가 하부보다 뒤로 기울어지면 엉덩이 근육은 쇠약해진다.

아프리카 인종은 여러 인종 가운데서도 특히 골반이 앞으로 기울어져 있어서 엉덩이 근육이 발달한 반면, 아시아 인종은 평균적으로 골반의 기울기가 작기 때문에 아프리카 인종만큼 엉덩이 근육이 발달하지 못했다.

어째서 골반 상부가 앞으로 기울수록 엉덩이가 발달하는 것일까? 바로 엉덩이 근육에 '항중력근'이 있기 때문이다. 항중력근은 중력에 거스르는 힘을 내서 사람이 서거나 걷는 데 반드시 필요하다. 또, 근육과 관절 안에 있는 '기계수용기'라는 감각 센서와 밀접하게 연관되어 있다. 기계수용기는 중력이나 체중 부하가 가해지는 자세를 취하면 항중력근을 활성화시키고 발달을 촉진시키는 역할을 한다. 다시 말해 골반이 앞으로 기울어진 자세는 엉덩이 근육이나 고관절 내에 있는 기계수용기를 활성화시키며, 결과적으로 엉덩이 근육이 잘 발달할 수 있도록 해준다.

기계수용기에 얼마나 꾸준히 자극을 줄 수 있는지, 또 자극이 잘 전달되는 자세를 하고 있는지가 중요하다. 아프리카 인종은 골반이 앞으로 기울어져 있어 기계수용기가 자극을 받기 쉬우므로 의식적으로 엉덩이 트레이닝을 하지 않고도 서거나 걷는 동작만으로 엉덩이 근육이 자연스레 발달한다. 반대로 골반이 뒤로 기울어져 있으면 엉덩이 근육이나 고관절 내의 기계수용기에 자극이 가기 어렵기 때문에 일상생활의 동작 정도로는 근육이 발달하기 힘들다.

왜 사람마다
엉덩이가 다를까

그렇다면 인종마다 골반의 기울기가 다른 이유는 무엇일까?

인류가 어떤 진화를 거쳐 왔는지는 아직 명확히 밝혀지지 않았다. 여러 추측만 있을 뿐인데, 그중에 '아프리카 단일 기원설'과 '다지역 진화설'이라는 두 가지 설이 존재한다. 전자는 인류가 아프리카에서 진화하여 세계로 확대되었다는 설이며, 후자는 원인原人이 아프리카에서 다양한 지역으로 건너가 각 지역에서 각기 진화했다는 설이다. 두 가지 모두 인류가 아프리카에서 시작되었고, 그 후 오랜 세월에 걸쳐 지역의 기후와 풍토에 따라 신체가 변화했다고 본다.

그렇다면 지역의 환경과 인간의 골반 기울기에는 어떤 관계가 있을까? 아프리카 인종은 평지에 살며 수렵 중심으로 생활했다. 사냥감을 쫓을 때마다 넓은 평지에서 멀리 이동해야 하므로 '달리는' 동작에 맞춰 진화한 것이 아닌가 추측한다. 빨리 달리려면 다리를 앞으로 얼마나 쉽게 뻗을 수 있는지, 지면을 유연하게 밟고 나아갈 수 있는지가 중요하다. 골반이 앞으로 기울어져 있을수록 다리가 쉽게 나아가고 지면을 확실히 밟을 수 있다. 일상생활에서 몸을 조금 앞으로 기울이면 자연스레 다리가 앞으로 나오면서 달리기 수월해지는 것처럼 말이다. 계단을 오를 때 몸을 앞으로 기울이면 편하게 오를 수 있는 것도 같은 원리다. 이와 같은 환경 덕분에 아프리카 인종의 골반이 앞으로 더 기울어져서 엉덩이 근육이 발달한 듯하다. 이런 이유로 아프리카계 육상 선수가 단거리에서 훌륭한 기량을 발휘할 수 있는 것이다.

그렇다면 아시아 인종은 어떤가? 최초 발생원은 같다고 해도 환경을 생각해보면 아시아는 산이 많고 아프리카에 비해 평지가 압도적으로 적다. 즉 오랫동안 빨리 '달려야 할' 필요가 거의 없다. 그래서 그만큼 골반은 앞으로 기울어지지 못하고 높낮이의 차이가 있는 땅에서 안정적으로 걷기 위한 정도로만 골반의 기울기가 변화한 것이 아닐까 싶다.

걷기에 필수적인 엉덩이의
세 가지 역할

엉덩이 근육은 크게 세 가지 역할을 한다. 바로 '신체 지탱하기' '관절 보호하기' '균형 잡기'다. 이러한 엉덩이 근육의 역할이 제대로 작용해야 비로소 걷는 것이 가능해진다.

이 세 가지 역할을 하나씩 자세히 살펴보자.

① 신체 지탱하기

엉덩이 근육은 골반 뒤쪽에 위치해 고관절을 돕는다. 고관절이 몸 전체를 똑바로 유지시켜 상반신을 앞으로 넘어지지 않게 하는 작용을 잘 해내도록 말이다. 이를 '신전伸展'이라 하는데, 엉덩이 근육이 약해지면 고관절이 신전하는 힘이 떨어져 상체가 앞으로 기울면서 굽은 자세가 된다. 그렇게 되면 두 다리로 걷기는커녕 서 있는 것조차 힘들어질 수 있다.

참고로 가만히 멈춰 서 있기만 해도 고관절에 가해지는 상반신의 무게는 체중의 70퍼센트에 달한다고 한다. 체중이 50킬로그램인 사람은 서 있기만 해도, 고관절이 35킬로그램의 상반신을 계속 지탱해야 한다는 이야기다. 그것도 수직을 유지하면서 말이다. 게다가 앞에서 이야기했듯이 걸을 때는 서 있을 때보다 신체가 불안정해지므로 고관절에는 체중의 약 3배에 달하는 부하가 가해진다.

이것이 얼마나 대단한 일인지 상상할 수 있는가. 의식하지 않아도 우리가 서고 걸을 때마다 엉덩이 근육은 우리의 몸을 제대로 지지해주고 있다.

② 관절 보호하기

엉덩이 근육은 인간이 가진 근육 중에서 가장 크고 강하다. 일상적인 동작을 할 때 신체 중심 부분에 가장 많은 부하가 걸리는데, 그 부하를 흡수해주는 것이 엉덩이 근육이다. 엉덩이 중심부의 최대 관절이자 가장 많은 부하가 걸리는 고관절을 엉덩이 근육이 보호해주고 있다는 이야기다.

앞에서 설명했듯이 엉덩이 근육은 고관절을 안쪽에서부터 소둔근, 중둔근, 대둔근의 3층 구조로 둘러싸고 있다. 이 세 개의 근육이 고관절을 확실하게 감싸 상반신의 무게나 지면에서 오는 충격을 흡수한다.

엉덩이 근육이 고관절만 보호하는 것은 아니다. 고관절은 허벅지 뼈를 바깥쪽으로 돌리도록 움직이는 외선력外旋力을 가지고 있다. 그 힘으로 발이 땅에 닿을 때나 쭈그려 앉을 때에 무릎 관절을 바른 위치에 있게끔 유지시킨다.

무릎 관절은 기본적으로 굽히거나 펴도록 만들어져 있다. 그런데 걸을 때나 계단을 오르내리는 동작처럼 체중과 중력의 부하가 많이 걸리는 상황에서는 무릎을 안쪽으로 비틀려고 하는 바깥의 힘이 가해진다. 이 비틀림이 커지면 무릎 관절 장애가 발생한다. 이때 안으로 비틀려는 움직임을 바깥으로 돌리는 힘으로 바꾸는 것이 엉덩이 근육이다. 즉 엉덩이 근육을 이루는 대둔근, 중둔근 후부, 소둔근 후부가 탄탄해지면 걷거나 계단을 오르내릴 때, 점프 후에 착지를 할 때 무릎 관절까지도 보호할 수 있다.

게다가 골반 위로 이어진 등뼈의 관절에 가해지는 충격도 엉덩이 근육이 흡수하여 부담을 줄여준다.

즉 엉덩이 근육이 약해지면 고관절에 부담이 갈 뿐만 아니라 무릎 관절이나 등뼈의 관절에도 부담이 가해진다는 말이다. 엉덩이 근육은 신체를 수직 방향으로 지탱해주면서도 주요한 관절을 안정시키고 보호하는 역할까지 하고 있다. 또한 고관절에 가는 충격을 흡수하고, 무릎 관절을 바르게 유지시킨다. 등뼈의 관절을 안정시키기 위해서도 엉덩이 근육이 꼭 필요하다.

③ 균형 잡기

인간에게는 몸이 전후좌우로 틀어지지 않도록 똑바로 중앙을 유지해 두 눈과 양쪽 어깨의 수평을 이루는 능력이 있다. 균형을 잡는 이러한 능력을 '정위반응righting reaction'이라고 부른다.

정위반응에는 세 종류가 있다. 목부터 골반까지 수직으로 유지하는 '정위반응', 목부터 대퇴골까지 수직으로 유지하는 '고관절에 의한 정위반응', 목부터 발까지 전신을 수직으로 유지하는 '발목 관절, 고관절에 의한 정위반응'이다. 이 중에서도 '고관절에 의한 정위반응' '발목 관절, 고관절에 의한 정위반응'이 엉덩이 근육과 관련 있다.

엉덩이 근육이 강할수록 고관절의 균형 능력이 향상된다. 엉덩이 근육은 고관절의 균형을 맞춰 상반신의 안정성을 유지할 뿐만 아니라, 하반신의 발목 관절과 함께 몸의 균형을 안정적으로 잡아준다. 이렇게 엉덩이 근육은 두 눈이나 양쪽 어깨가 수평을 유지할 수 있도록 한다.

정위반응은 중력에 저항하는 '항중력근'이 조절하는데, 항중력근 중에서 엉덩이 근육이 가장 크고 강력하다. 그러니 엉덩이 근육이 약해지면 몸을 수직으로 유지하거나 어깨를 수평으로 유지하기 힘들어지는 것이다.

이렇듯 엉덩이 근육을 바탕으로 하는 세 가지 정위반응의 역할이 잘 이루어져야 비로소 인간은 잘 걸을 수 있다.

몸을 이루는
두 가지 근육

인간의 근육은 '추진근'과 '항중력근'으로 이루어져 있다.

'추진근'은 신체를 다양한 방향으로 움직이는 힘을 만드는 데 특화된 근육이다. 주로 신체 바깥쪽에 위치해 있으며 빨리 걷기나 달리기 등 빠른 움직임을 만들어낸다. 위팔의 앞쪽에 있는 근육으로 보통 '이두박근'이라 불리는 '상완이두근'과 대퇴부 뒤쪽에 위치한 '햄스트링스'가 추진근에 포함된다.

반면에 '항중력근'은 주로 신체 안쪽에 위치해 있으며, 말 그대로 중력을 거슬러 신체가 똑바로 서도록 지지한다. 또한 앞서 말했듯이 우리가 움직일 때 관절을 바른 위치로 잡아주며 전신의 균형을 조절하는 역할을 한다. 척추에 붙어 안정을 돕는 '다열근'도 항중력근에 속한다.

엉덩이 근육은 항중력근에 해당된다. 엉덩이 근육에서 많

추진근과 항중력근

● 추진근

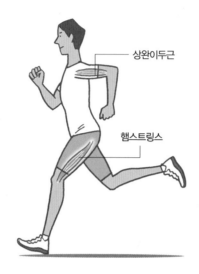

상완이두근

햄스트링스

● 항중력근

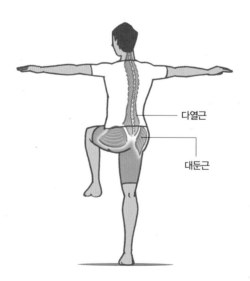

다열근

대둔근

은 부분을 차지하는 대둔근은 추진근과 항중력근 전부를 합한 근육 가운데서도 가장 크고 제일 강력한 힘을 발휘한다.

그렇다면 우리의 신체를 이루는 추진근과 항중력근은 각각 어떤 특징을 가졌고 어떤 차이가 있을까. 다음 페이지에서 자세히 알아보도록 하자.

움직임을 위한 근육
'추진근'

추진근은 어류와 양서류, 파충류를 포함한 모든 동물의 신체에 존재하는 근육으로, 말 그대로 몸을 움직이기 위한 추진력을 만들어낸다. 이 근육 덕분에 우리가 빨리 걷거나 달릴 수 있는 것이다. 이러한 추진근의 특징은 다음과 같다.

역동적이고 빠른 움직임을 만든다

추진근은 신체를 역동적이고 빠르게 움직일 때 반드시 필요한 근육으로, 추진력을 만든다. 빨리 헤엄치는 참치, 빨리 달리는 치타는 인간보다 추진근이 훨씬 발달했다.

관절을 고정하는 힘이 없다

추진근은 둘 이상의 관절을 연결하듯이 붙어 있다. 힘줄 자체는 길지만 '근복'이라고 불리는 부풀어 오른 부분의 가로 폭이 좁고, 관절에 붙어 있는 근육의 말단 부분이 가늘고 약하다. 그래서 관절을 고정하는 힘이 약하다.

신체를 지지하는 힘이 없다

추진력은 신체를 지지하는 항중력적인 힘은 발휘하지 못한다. 예를 들어 걸을 때 속도를 조절하는 근육인 장딴지의 비복근은 신체를 수직으로 지탱하는 역할은 하지 못한다.

따라서 참치나 치타는 추진근이 아무리 발달해도 인간처럼 두 다리로 설 수 없다. 추진근은 추진력을 만들 수는 있어도 중력에 반하여 몸을 수직 방향으로 세우지는 못하기 때문이다.

두 발로 서는 힘을 만드는 근육
'항중력근'

항중력근은 추진근의 일부가 진화하여 만들어졌다. 항중력근은 말 그대로 중력을 거슬러 지면에서 신체가 수직 방향으로 설 수 있게 한다. 게다가 관절을 하나하나 분리하여 움직이므로 세밀한 움직임을 만들어낸다.

인간은 항중력근의 진화, 특히 엉덩이 근육이나 몸 앞쪽에 있는 장요근의 일부인 '장골근'이 확연히 진화하면서 두 발로 서서 걸을 수 있게 되었다. 하지만 그만큼 추진근의 힘은 감소해 네 발로 걷는 동물처럼 빨리 움직이지는 못한다.

대신 인간은 두 발로 서고 걸으면서 두 손이 자유로워졌다. 다양한 작업에 손을 활용하기 시작하면서 뇌가 빠르게 발달했다. 그리고 그 덕분에 현재와 같이 문화를 가진 생활을 누릴 수 있게 되었다. 이는 추진력밖에 만들어내지 못하던 추진근 중

일부가 신체를 수직 방향으로 들어 올리고 유지시키는 항중력 근으로 진화하고 발달했기 때문에 가능한 것이다. 이런 항중력 근의 특징은 다음과 같다.

관절을 고정하는 힘이 있다

항중력근은 길이는 짧지만 부착면이 넓어서 특정 관절을 일정한 위치에 고정시키는 힘이 있다. 그 힘으로 관절을 안정시키기 때문에 결과적으로 관절을 보호할 수 있다.

신체를 수직으로 지지해준다

항중력근은 신체를 수직 방향으로 고정, 안정시키는 역할을 한다. 특히 사람은 다른 어떤 생물보다도 항중력근이 발달했기 때문에 두 발로 서고, 걷게 되었다.

관절을 하나씩 조절할 수 있다

추진근과 달리 관절을 세밀히 조절할 수 있어 손가락이나 발가락을 복잡하게 움직이는 것이 가능하다. 특히 손가락에는 교치성이라는 성질이 있다. 그 덕에 손바닥에 있는 많은 관절을 하나씩 잘 조절할 수 있어 섬세한 손끝 동작이 가능하고, 환경에 따라서는 손끝의 자유로운 사용으로 도구까지 다루게 되었다.

균형을 조절한다

항중력근은 추진근과 달리 장시간 어떤 자세를 유지하게 하고 신체 균형을 조절하는 데 뛰어나다. 예를 들어 한쪽 다리로 선 자세를 장시간 안정적으로 유지하려면 엉덩이 근육을 비롯한 하반신에 위치한 항중력근의 힘이 필요하다.

어째서 항중력근은 불안정한 자세에서도 균형을 조절할 수 있는가? 그것은 앞에서 설명한 항중력근과 밀접하게 연결된 '기계수용기'라는 감각 센서 덕분이다. 기계수용기는 항중력근과 관절 내에서 근육의 장력이나 관절 내 압력, 위치 정보를 뇌와 척수 등의 중추부에 재빨리 전달한다. 중추부는 이 정보를 가지고 운동 신경을 통해 항중력근의 작용을 조절한다. 이렇듯 항중력근은 똑바로 두 발로 걷는 데 중요한 역할을 한다.

빠르고 역동적인 동작을 만들어내는 추진근과 신체를 지지하고 조절하는 항중력근, 이 두 근육의 작용으로 우리는 신체를 자유로이 움직일 수 있는 셈이다.

걷기에 필요한
근육부터 챙기자

앞에서 살펴본 대로 인간이 두 발로 서고 걸을 수 있는 데는 항중력근이 크게 관여하고 있다. 그리고 그 중에서도 특히 골반 뒤쪽 '대둔근'과 앞쪽 '장요근'의 진화가 두 발로 서고, 걷는 데 중요하다.

대둔근은 고관절의 신전과 외선 활동을 이용해 신체를 수직으로 지탱한다. 또한 걸을 때는 상반신의 체중을 지지하며 몸이 지면에서 받는 충격을 흡수하고 균형을 조절한다.

장요근은 세 근육의 복합체를 말하는 것으로, '대요근' '장골근'이 큰 부분을 차지하며 '소요근'이 포함되어 있다. 대요근은 등뼈의 안정, 골반의 기울어짐, 다리를 앞으로 길게 뻗기 등에 관여한다. 장골근은 골반의 고정과 앞으로 기울어짐, 다리를 수직 방향으로 끌어 올리는 등의 동작과 관련이 있다.

장요근

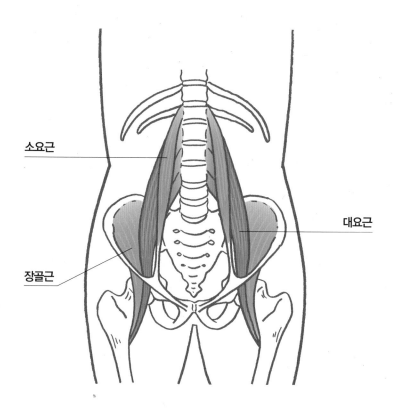

소요근

대요근

장골근

이 두 가지 중에서도 장골근은 고관절을 굽히는 강력한 굴곡근임과 동시에 대둔근과 같은 항중력근이다. 인간의 신체는 앞쪽은 장골근이, 뒤쪽은 대둔근이 지지하여 골반을 안정시켜 주기 때문에 몸이 수직으로 유지된다. 인간은 골반 앞뒤에 자리한 이 두 근육이 약해지면 설 수 없다. 장골근을 포함한 장요근과 대둔근은 그만큼 중요한 근육인 셈이다. 이 둘을 강화시키는 트레이닝으로 건강수명을 늘리자.

걷기가
무릎 통증을 부른다

최근 걷기 붐이 일면서 많은 사람들이 걷기를 즐기고 있다. 걷기는 심폐 기능 향상과 심혈관계 질환 예방 및 개선에 도움을 주는 활동으로도 알려져 있다. 하반신 근육의 쇠약을 막아주기 때문에 걷기는 건강한 몸 만들기에도 효과적이다.

하지만 꾸준히 걷기 때문에 오히려 고관절이나 무릎 관절, 발목 관절이 아픈 분들도 많다. 어째서 걷기가 이러한 문제를 일으키는 것일까?

바로 엉덩이 근육을 활용하지 못한 탓이다. 엉덩이 근육을 활용하지 못하면 고관절이 지면에서 오는 충격과 자신의 체중 부하를 흡수하지 못해, 그 부담을 무릎 관절이 떠안게 된다.

엉덩이 근육을 활용하려면 자세, 특히 골반이 앞으로 기울어지는 것이 매우 중요하다. 하지만 아시아 인종 대부분이 아프리카나 유럽 인종에 비해 골반이 앞으로 덜 기울어져 있고 반대로 뒤로 기울어진 경향을 보이기도 한다.

골반이 앞으로 기울어진 아프리카나 유럽 인종은 의식하지 않아도 엉덩이 근육이 잘 사용되어 발달되기 쉬운 반면, 골반이 뒤로 기울어진 아시아 인종은 자연스레 엉덩이 근육을 키우기가 쉽지 않다. 다시 말해 골반이 뒤로 기울어진 사람은 아무리 걸어도 엉덩이 근육을 제대로 활용하지 못하고, 관절이나 근육이 상하기 쉽다.

걷기는 좋은 운동이다. 하지만 엉덩이 근육으로 걷지 않는다면 관절이나 근육에 무리가 되기 쉽다. 관절이나 근육이 다친다면 움직이는 시간이 줄어들 것이고, 결국에는 건강수명을 단축시킬 것이다.

걷기 전에 먼저 엉덩이 근육을 어떻게 움직여야 하는지 알아두자. 골반이 앞으로 움직이도록 해야 한다. 그러기 위해서는 신체 앞쪽에 있는 장요근 단련이 핵심이다.

장요근을 의식적으로 단련하면 골반이 앞으로 기울어지고 걸을 때 자연스레 엉덩이 근육을 사용하게 된다. 그러면 관절에 무리를 주지 않고도 걷기의 긍정적인 효과를 볼 수 있다.

당신도 모르게
쇠약해지는 항중력근

엉덩이 근육은 신체를 지지하는 항중력근 중에 가장 커다랗다. 이 근육의 힘은 무척 세서 우리 몸을 지탱해주는 역할을 한다. 그러므로 이 근육이 쇠약해진다는 것은 신체를 지지하는 힘이 약해짐을 뜻한다. 신체를 지지하는 힘이 약해지면 일상생활에서 당연하게 여기던 '서기' '걷기' 등의 동작이 어려워진다.

따라서 엉덩이 근육이 약해지지 않으려면 어떻게 해야 하는지, 엉덩이 근육을 강화해야 할지 아는 것이 중요하다.

추진근은 신체의 바깥쪽에 위치해 있기 때문에 변화가 생기면 바로 알 수 있다. 하지만 엉덩이 근육을 포함한 대부분의 항중력근은 신체의 안쪽에 위치해 있어서 근육이 어떤 상태인지 눈으로 직접 확인하기 어렵다.

실제로 피트니스 클럽 등에서 운동을 많이 해서 근육질인 사람 중에도 엉덩이 근육 등의 항중력근이 약한 사람이 많다. 다만 본인이 알지 못할 뿐이다. 그야말로 열심히 운동한다고 해도 허당인 사람이 많다는 얘기다.

항중력근은 자세나 걷기와 밀접한 관계가 있다. '장시간 서 있기 힘들다' '등이 굽는다' '걷는 속도나 균형 감각이 예전보다 떨어졌다' 등의 자각 증상이 나타난다면 항중력근을 의심해보자. 항중력근의 쇠약은 바로 건강의 적신호가 될 수 있음을 명심하자.

나쁜 생활 습관이
엉덩이 근육의 적이다

우주비행사가 무중력의 우주로부터 귀환했을 때 휠체어를 타고 있거나 제대로 걷지 못하는 광경을 본 적이 있을 것이다. 항중력근이 쇠약해진 상태이기 때문이다. 우주비행사는 우주에 가기 전부터 최소 1년 이상 강도 높은 근육 트레이닝을 받는다. 그렇게 준비를 해도 장기간 우주에 있다 보면 특별한 트레이닝을 하지 않는 한 지구에 돌아왔을 때 쉽게 서지 못한다.

항중력근은 중력이 존재하는 환경에서만 유지되고 발달하는 성질을 가진 근육이다. 그래서 항중력근은 우주라는 무중력 공간에서는 빠르게 퇴화한다. 실제로 무중력 공간에서 귀환한 우주비행사들은 바로 엉덩이를 중심으로 한 항중력근 회복 운동을 시작한다.

항중력근의 퇴화는 우주뿐만 아니라 지구상에서도 일어난다. 중력이 존재하는 지구에서도 중력을 사용해 엉덩이 근육을 자극하지 않으면 항중력근은 쇠약해지기 마련이다.

예를 들어 골절 등으로 침대에서 누워만 지내면 몸이 나아도 일어나기 쉽지 않다. 항중력근을 오랫동안 사용하지 않아 퇴화했기 때문이다. 또 수중에서는 부력의 영향으로 체중 부하가 6분의 1 정도밖에 안 되므로, 수영을 좋아하거나 땅 위에서 운동을 하지 않는 사람도 엉덩이를 중심으로 한 항중력근이 약해지기 쉽다.

택시나 장거리 트럭 운전사, 사무실 업무를 하는 사람들처럼 장시간 앉아 있어도 항중력근이 약해지기 쉽다. 그래서 오래 앉아 있는 사람들 중에는 허리 통증으로 고생하는 이들이 많다. 의외로 항중력근이 쉽게 약해지는 사람 중에는 자전거 선수들도 많다. '운동 선수니까 괜찮을 거야'라고 안심할 수 없다. 항중력근보다도 추진근을 주로 사용하기 때문이다.

이처럼 항중력근이 약해지는 것은 우주에서만 일어나는 특별한 일이 아니다. 생활 환경이나 습관도 항중력근이 쇠약해지는 요인이 될 수 있다. 그러니 더욱 적극적으로 엉덩이 근육, 즉 항중력근 강화를 목표로 운동을 해야 한다.

생기기는 어렵고 빠지기는 쉬운
엉덩이 근육

항중력근인 엉덩이 근육은 '중력을 느껴야' 발달한다. 그래서 병이나 부상으로 오래 누워 있을 때도 우주에 간 우주비행사와 마찬가지로 항중력근의 퇴화가 진행된다. 항중력근은 퇴화되기 쉬운 데다 추진근에 비해 천천히 발달한다는 특징이 있다.

항중력근은 균형이나 중력 및 체중 부하를 감지하는 '감각기' '감각 신경'과 밀접하게 연결되어 있다. 항중력근은 추진근과 달리 감각기에 중력이나 체중의 부하를 느끼게 하는 자극이 전달되지 않는 한 발달하지 않는다. 따라서 의식적으로 단련하지 않으면 발달하지 못하고 퇴화되기 쉽다.

또 항중력근을 이루는 근섬유에는 속근섬유보다 지근섬유가 더 많이 포함되어 있다. 지구성에 뛰어난 지근섬유는 신속한 움직임을 만드는 속근섬유보다 발달 속도가 느리다. 항중력근은 추진근보다 속근섬유가 적기 때문에 발달하는 속도가 더 느릴 수밖에 없다.

이렇게 항중력근은 발달이 느린 데다 중력이나 체중의 부하가 없으면 금방 쇠약해진다는 사실을 기억하자.

엉덩이 근육을 단련해야 평생 걸을 수 있다. 내 엉덩이 근육은 건강한가? 벌써 퇴화되고 있지는 않을까? 다음 페이지에서 엉덩이 근력을 점검해보자. 다음 페이지의 점검 항목에 세 개 이상 해당된다면 엉덩이가 어느 정도 퇴화되었다는 신호다.

엉덩이 근력 체크리스트

다음은 엉덩이 근력의 퇴화 정도를 확인하기 위한 점검 항목이다.
평소 자신의 자세가 어떠한지 생각해보고 해당하는 항목에 체크해
보자.

---

check 1 ☐ 서 있을 때 무의식적으로 짝다리를 짚는다.

check 2 ☐ 선 채로 양말을 한쪽씩 신기 어렵다.

check 3 ☐ 걸을 때 비틀거리거나 발끝에 무언가 걸리면 쉽게
균형이 무너진다.

check 4 ☐ 오래 서 있기 힘들다. 전철 안에서 어떻게든 빈자리
를 찾아 앉고 싶다.

check 5 ☐ 10분 이상 빠르게 걷지 못한다.

check 6 ☐ 의자에서 일어설 때 손을 짚지 않으면 일어나지 못
한다.

check 7 ☐ 의자에 앉을 때 손을 짚지 않으면 몸의 균형을 잡기
가 어렵다.

check 8 ☐ 계단을 두 칸씩 올라가지 못한다.

check 9 ☐ 계단을 빠르게 내려가지 못한다.

check 10 ☐ 오래 걸으면 무릎이나 허리가 불편하고 아프다.

엉덩이 근력 진단

check 1 ☑   골반이 틀어져 있거나, 엉덩이 한쪽 근육이 약하다.

check 2 ☑   엉덩이 근력이나 균형 감각, 고관절의 유연성이 떨어졌다.

check 3 ☑   다리를 들어 올리는 장요근과 균형을 잡아주는 엉덩이 근육의 힘이 약해졌다.

check 4 ☑   엉덩이 근력과 지구력이 저하되었다.

check 5 ☑   엉덩이 근력과 지구력이 저하되었고, 균형 감각도 떨어진 것으로 보인다.

check 6 ☑   엉덩이 근력과 고관절의 유연성이 저하되었다.

check 7 ☑   엉덩이 근력과 고관절의 유연성이 저하되었다. 특히 엉덩이 근력에 신경을 써야 한다.

check 8 ☑   고관절의 유연성과 엉덩이 근력 및 균형 감각이 떨어졌다.

check 9 ☑   불안정한 장소에서 엉덩이 근력이나 균형 감각이 더욱 저하된다.

check 10 ☑   관절의 안정성이나 충격 흡수를 담당하는 엉덩이 근육의 힘이 약해졌다.

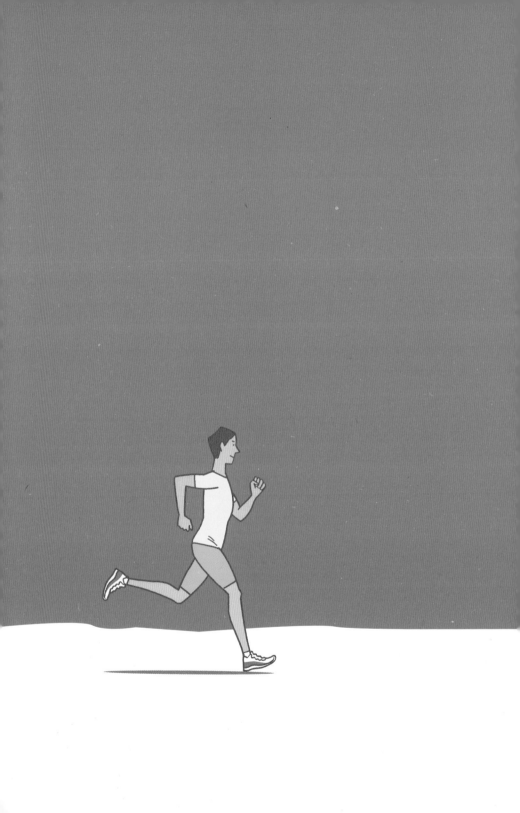

엉덩이 트레이닝으로
평생 꼿꼿하게 걷자

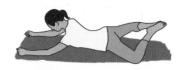

이상적인
엉덩이 모양

자신의 엉덩이 모양을 제대로 본 적이 있는가? 자신의 엉덩이 모양을 제대로 파악하고 있는 사람은 의외로 많지 않다. 엉덩이 근육은 뒤쪽에 있어서 거울로 비춰봐도 제대로 보기가 힘들기 때문이다.

엉덩이는 자신의 눈보다 남의 눈에 더 잘 보인다. 계단이나 에스컬레이터 등을 이용할 때 무의식적으로 앞에 서 있는 사람의 엉덩이에 눈이 가지 않는가? 그럴 때마다 자신의 엉덩이가 얼마만큼 큰지, 어떻게 생겼는지 떠올릴 것이다.

엉덩이의 모양은 사람마다 제각각이다. 하지만 누구나 '좋은 형태의 엉덩이'라고 생각하는 공통적인 조건이 있다. 바로 '곡선이 아름다운 엉덩이'다.

그렇다면 정확히 어느 부분의 곡선이 아름답고 확실해야 이상적인 엉덩이 모양이라고 할 수 있을까? 엉덩이를 뒤와 옆에서 살펴보자.

뒤에서 봤을 때 중요한 것은 허리에서 엉덩이로 이어지는 곡선과 옆선, 엉덩이 아래 부분의 곡선이다. 이 세 가지 곡선이 확실히 보이면 이상적인 엉덩이로 본다.

다음으로 옆에서 보았을 때는 엉덩이뿐만 아니라 허리부터 엉덩이까지의 곡선, 중간 꼭대기의 곡선, 그리고 엉덩이 아래 부분에서 허벅지로 이어지는 곡선이 크고 명확할수록 이상적인 형태라고 할 수 있다. 특히 허리에서 엉덩이로 이어지는 곡선과 엉덩이 아래 부분에서 허벅지로 이어지는 곡선이 확실해야 한다.

이상적인 엉덩이의 곡선은 남녀 모두에게 해당된다. 행동심리학 분야에서 말하는 이상적인 엉덩이도 마찬가지다. 허리부터 엉덩이로 이어지는 곡선이 명확할수록 매력적인 몸으로 인식하기 쉽다고 한다. 또한 몸의 곡선은 페로몬처럼 매력적인 신호 중 하나다. 실제로 유명한 속옷 브랜드의 모델을 보면 엉덩이가 둥글고, 곡선이 확실하게 보이며 크다.

이상적인 엉덩이

● 뒤에서 본 모습

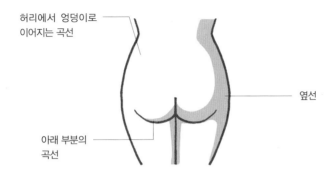

허리에서 엉덩이로
이어지는 곡선

옆선

아래 부분의
곡선

● 옆에서 본 모습

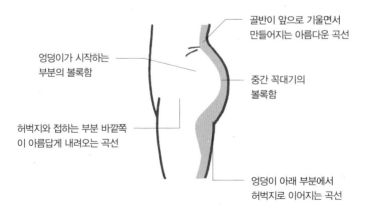

골반이 앞으로 기울면서
만들어지는 아름다운 곡선

엉덩이가 시작하는
부분의 볼록함

중간 꼭대기의
볼록함

허벅지와 접하는 부분 바깥쪽
이 아름답게 내려오는 곡선

엉덩이 아래 부분에서
허벅지로 이어지는 곡선

엉덩이의 곡선은 트레이닝을 통해 얼마든지 만들어질 수 있다. 앞서 보았듯이 엉덩이 근육은 바르게 걷는 데 필요한 것은 물론이고 몸을 매력적으로 보이게끔 한다. 아무리 나이가 들어도 건강하고 젊어 보이는 자세와 몸매를 유지하고 싶다면 엉덩이 근육부터 단련하자.

지금 바로 엉덩이 유형을
진단하자!

엉덩이에도 다양한 유형이 존재한다. 평소에 당신의 엉덩이가 어떤 유형에 속하는지 생각해본 적 있는가? 아마 엉덩이에 다양한 유형이 존재한다는 사실 자체를 처음 들어보는 분이 많을지도 모르겠다.

이참에 당신의 엉덩이 유형을 진단해보기 바란다. 이 진단을 통해 엉덩이의 유형뿐만 아니라 자세가 바른지도 확인할 수 있다. 엉덩이 근육이 붙어 있는 골반의 상태에 따라 상반신이나 하반신의 자세도 변화하므로, 전신의 자세가 영향을 받기 때문이다. 유형에 따라 엉덩이와 자세뿐만 아니라 걷는 속도나 관절에 가해지는 부담까지 다르다.

그렇다면 나의 엉덩이 모양은 어떤 유형인지 점검해보자.

1) 우선 벽을 등지고 선다. 이때 벽에 기대지 않는다.
2) 두 발 사이를 주먹 하나가 들어갈 정도로 벌리고, 발끝은 평소에 자신이 서는 방향으로 향하게 한다.
3) 천천히 신체 뒷면이 벽에 가까워지도록 한다. 몸의 일부가 벽에 닿으면 멈춘다.

엉덩이는 '오리' '조롱박' '납작' '물방울'의 네 가지 유형으로 나눌 수 있다. 벽에 신체의 일부가 닿았을 때 어느 부분이 벽에 붙어 있는지를 점검하면 된다.

오른쪽 그림을 보면 엉덩이 발달 정도가 모두 다르다. 오리형이 가장 발달한 형태이며, 조롱박형, 납작형, 물방울형 순으로 발달 정도가 낮아진다.

엉덩이 발달 정도의 차이는 골반 기울기 차이이기도 하다. 골반이 앞으로 기울어지면 엉덩이는 뒤로 튀어나온다. 그리고 앞으로 많이 기울수록 엉덩이 근육은 발달하기 쉽다. 반대로 골반이 뒤로 기울어질수록 엉덩이 근육은 발달하기 어렵다.

이것은 1장에서 설명했듯이 엉덩이가 앞으로 기울어질수록 부하가 걸리기 쉬운 자세가 되어 엉덩이 근육에 스위치가 잘 켜지기 때문이다. 걷거나 달리는 일상생활의 동작만으로도

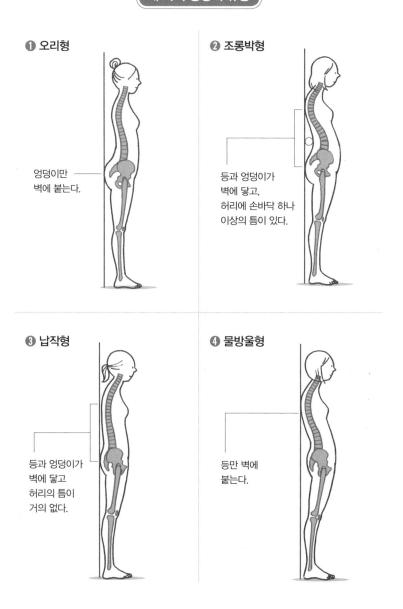

네 가지 엉덩이 유형

❶ 오리형

엉덩이만
벽에 붙는다.

❷ 조롱박형

등과 엉덩이가
벽에 닿고,
허리에 손바닥 하나
이상의 틈이 있다.

❸ 납작형

등과 엉덩이가
벽에 닿고
허리의 틈이
거의 없다.

❹ 물방울형

등만 벽에
붙는다.

엉덩이 근육은 조금씩 발달한다.

　그렇다면 유형별로 특징을 살펴보자. 다음은 각 유형의 특징에 따라 상반신이 어떻게 달라지는지 정리한 것이다.

오리형

오리형은 엉덩이가 가장 발달한 형태로, 골반의 기울기도 분명하고 상반신의 선 또한 이상적이다. 하지만 이런 유형에도 약점은 존재한다. 옆에서 보면 아름다운 선을 가졌지만 정면에서 보면 안짱다리인 사람이 많다. 안짱다리는 엉덩이가 바깥쪽으로 퍼지기 쉽다.

조롱박형

조롱박형은 골반이 앞으로 조금 기울어져 있지만 상반신이 이상적인 선을 갖고 있지는 않다. 새우등인 경우가 많다. 또 옆에서 보았을 때 엉덩이와 허벅지의 경계가 늘어지기 쉬운 유형이다.

납작형

납작형은 골반이 뒤로 기울어져 있기 때문에 엉덩이가 거의 튀어나오지 않은 형태다. 또 상반신을 옆에서 보았을 때, 척추에 S자 곡선이 거의 없으며 등뼈의 선이 직선에 가깝다.

물방울형

물방울형은 골반이 뒤로 기울어졌을 뿐만 아니라 하부가 앞으로 이동해 있어서 엉덩이가 볼록하지 않다. 상반신 역시 등이 확연히 굽어 있다.

이렇게 엉덩이의 유형에 따라 엉덩이의 모양뿐만 아니라, 상반신의 자세도 변화한다. 일상의 동작은 물론이고 어깨 결림, 허리와 무릎 통증 등 신체 증상에도 영향을 준다. 당신의 엉덩이 유형을 꼭 점검해보기 바란다. 엉덩이 단련의 첫걸음이다.

어떤 엉덩이 유형이
가장 건강한가

아시아 인종의 엉덩이에는 조롱박형과 납작형이 압도적으로 많다. 참고로 오리형은 서구인에게 많으며, 특히 이상적인 모양의 엉덩이는 아프리카계 인종에서 잘 나타난다.

조롱박형은 골반이 약간 앞으로 기울어져 있고 허리가 휘어 있으며, 엉덩이의 볼록함이 다소 있어서 오리형과 혼동하기 쉽다. 오리형의 골반 기울기는 신체 앞쪽의 장요근이라는 항중력근과 관련되어 있다. 하지만 조롱박형의 골반 앞 기울기는 등이 굽으면서 등뼈가 변화한 것이라 등의 추진근과 연관된다. 그래서 조롱박형의 엉덩이를 가진 사람 중에는 허리 통증을 가진 사람이 많고, 새우등으로 인한 목이나 어깨 통증과 불편함을 호소하는 이 또한 많다. 한편 오리형의 엉덩이를 가진 사람은 허리 통증이 거의 없다.

납작형은 등에서 골반으로 이어지는 선이 직선에 가깝고, 골반이 뒤로 기울어져 있어서 엉덩이가 거의 발달하지 못한 형태다. 납작형은 요즘 들어 늘어나고 있는 추세이며, 젊은 세대에서도 많이 보이고 있다. 특히 20대 이하에서는 팔다리가 길고 몸통이 얇은 사람에게 많이 나타난다.

납작형이 늘어나는 추세는 스포츠 세계에도 영향을 끼치고 있다. 팔다리가 점점 길어지면서 팔다리에 위치한 추진근이 더욱 길어지고 강력해졌다. 그 결과 크게 활약하는 젊은 선수들이 늘어났다. 하지만 그만큼 관절이나 근육 장애 때문에 고생하는 선수도 많이 증가하고 있다. 항중력근의 발달이 추진근이 발달한 것에 비해 충분하지 못하기 때문이다. 특히 항중력근 중에서도 엉덩이 근력이 부족해지면서 관절 및 근육 장애가 빈번하게 발생한다.

납작형의 엉덩이를 지닌 고령자일수록 엉덩이 근육을 포함한 항중력근의 작용이 약하다. 균형 감각이나 원래 자세로 돌아오는 힘이 약해졌기 때문에 넘어졌을 때 다칠 위험이 더욱 커진다. 나아가 물방울형이라면 넘어지거나 부상을 입을 위험이 더 높다.

이처럼 엉덩이 유형의 점검은 엉덩이의 모양을 판단하는 것뿐만 아니라, 위험을 예방하기 위한 길이기도 하다.

지금 당신의 엉덩이가 조롱박형이나 납작형, 물방울형 중 어느 유형에 해당되는가. 혹시 오리형이라 안심하고 물방울형이라 낙담할지도 모르겠다. 하지만 엉덩이의 유형은 운동으로 언제든 바꿀 수 있다. 먼저 내 엉덩이가 어떤 모양인지 알아본 다음 트레이닝을 하자. 그리고 꾸준한 트레이닝으로 생활 속에서 입을 수 있는 골절, 통증 등의 위험에서 벗어나자.

당신의 엉덩이는
괜찮은가

엉덩이의 유형을 알았다면 다음으로는 엉덩이 근육을 효과적으로 사용하고 있는지 '엉덩이 힘'을 점검해보자. 엉덩이를 바르게 사용하려면 다음의 세 가지 힘이 필요하다.

1) 신체를 수직 방향으로 지지하는 근력과 지구력
2) 고관절을 굽히는 유연성
3) 불안정한 자세일 때의 균형 감각

이 세 가지 힘을 확인할 수 있는 방법이 있다. 단계별로 한쪽 다리를 올리면서 힘을 진단하는 '엉덩이 점검'이다. 이 점검은 단계 1에서 단계 4까지 나뉜다. 단계가 올라갈수록 '엉덩이 힘'이 강하다고 볼 수 있다.

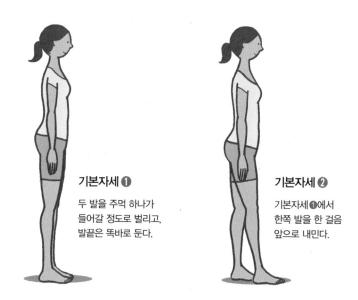

엉덩이 점검의 준비 단계

기본자세 ➊
두 발을 주먹 하나가
들어갈 정도로 벌리고,
발끝은 똑바로 둔다.

기본자세 ➋
기본자세➊에서
한쪽 발을 한 걸음
앞으로 내민다.

준비 단계

준비 단계에서는 올바른 엉덩이 점검을 위한 기본자세를 취한
다. 첫번째 기본자세로 평평한 바닥 위에서 두 발을 주먹 하나
가 들어갈 정도로 벌리고, 발끝을 평행으로 둔다. 상반신은 가
슴을 똑바로 펴고, 허리는 가볍게 휜 상태로 만든다.

두 번째 자세는 앞의 기본자세를 유지하며 한쪽 발을 한 걸
음 앞으로 내민다.

단계 1

단계 1에서는 뒤쪽 다리에 체중을 확실히 실은 다음, 앞쪽 다리를 바닥에서 5센티미터 정도 들어 올린다.

이때 몸을 받쳐주는 뒤쪽 다리의 무릎은 펴야 한다. 상반신의 기본자세가 흐트러지지 않도록 의식하면서 30초 동안 유지해보자. 다리를 바꾸어 똑같이 실시한다.

양쪽 모두 30초씩 안정적으로 유지했다면 엉덩이 힘이 어느 정도 있다는 뜻이다. 일상생활에 지장이 없는 정도다.

단계 2

단계 1에서는 다리를 5센티미터 정도 들어 올렸다. 단계 2에서는 무릎이 배까지 오도록 들어 올린다. 들어 올린 다리의 허벅지를 바닥과 평행하게 하고, 고관절과 무릎의 각도는 90도가 되도록 한다.

다리를 들어 올렸을 때 허리가 휘거나 상체가 기울어지지 않도록 의식하면서 45초를 유지한다. 반대쪽 다리도 동일하게 실시한다.

양쪽 다리 모두 들어 올린 상태에서 안정적으로 유지한 사람이라면 계속 서 있거나 평지를 걷는 데 큰 불편함이 없을 정도의 엉덩이 힘을 가졌다고 할 수 있다.

단계 3

단계 3에서는 우선 단계 2와 같은 자세를 만든다. 그리고 들어 올린 다리와 같은 쪽의 손으로 무릎을 쥐고 고관절이 90도 이상 벌어지도록 다리를 더 높이 들어 올린다. 무릎을 한 손으로 잡아 가슴 쪽으로 잡아당겨서 다리를 들어 올리자. 이때 가급적 가슴을 편다. 허리는 가볍게 휜 상태를 유지해야 한다. 또한 상체가 기울어지지 않고 몸을 받치는 뒤쪽 다리의 무릎이 굽지 않도록 의식하면서 60초 동안 유지한다. 좌우를 동일하게 실시한다.

양쪽 다리 모두 유지한 사람은 계단이나 언덕길도 문제없이 오를 수 있고, 여행이나 하이킹도 즐길 수 있다.

단계 4

단계 4에서는 단계 3과 같은 자세에서 무릎을 잡고 있던 한쪽 손을 뗀다. 이때 들어 올린 무릎이 떨어지지 않도록 자세를 유지한다. 최소한 고관절이 90도 이상 벌어질 수 있게 하자. 이 자세를 60초 동안 유지한다.

이때도 가급적 가슴을 펴고 허리는 가볍게 휜 상태여야 한다. 상체가 기울어지지 않도록 하고, 몸을 받치는 다리의 무릎이 펴져 있는지 확인한다. 이 역시 좌우를 동일하게 실시한다.

좌우 모두 통과한 사람은 언제든 활동적인 운동을 즐길 수

● 단계 1

30초
유지

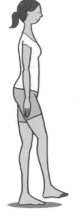

앞쪽 다리를 바닥에서 5센티미터 정도
들어 올린다.

● 단계 2

45초
유지

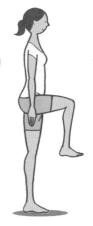

고관절이 90도가 되도록 다리를 들어 올
린다.

● 단계 3

60초
유지

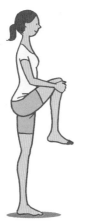

단계 2보다 다리를 더 올리고 그 다리를
한쪽 손으로 잡는다.

● 단계 4

60초
유지

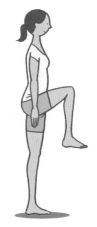

단계 3의 자세에서 잡고 있던 손을 뗀다.

있을 뿐만 아니라, 특별한 일이 없는 한 죽을 때까지 걸을 수 있는 엉덩이 힘을 가졌다.

점검해보니 어떤가? 해보면 알겠지만 상체를 같은 자세로 유지하면서 다리를 계속 들고 있기란 꽤나 힘든 일이다. 또 왼쪽 다리와 오른쪽 다리 한쪽씩 버티는 데 차이가 있음을 느꼈을 것이다.

이때 상반신이 흔들린다면 상반신의 중심축에 있는 항중력근이 약해졌다는 신호다. 또 골반이 뒤틀려 있기 때문에 좌우 다리의 안정감에 차이가 있다. 골반의 균형이 엉덩이 근력에도 영향을 주기 때문이다. 이러한 신호를 놓치지 않는 것도 이 엉덩이 진단의 중요한 포인트다. 약한 쪽의 엉덩이를 강화시켜 좌우의 균형을 맞출 수 있는 데다, 양쪽 엉덩이의 힘을 함께 향상시킬 수 있기 때문이다.

'엉덩이 점검'에서 단계 1까지만 할 수 있더라도 괜찮다. 엉덩이 근력은 나이에 관계없이 다시 키울 수 있으니 말이다. 한편 단계 4를 통과했다고 해서 안심하고 있어서도 안 된다. 엉덩이 근력의 저하를 막고 유지하려면 현재만큼 운동을 꾸준히 해야 한다.

몸의 중심축을
강화하는 트레이닝

이 책의 엉덩이 훈련은 '멈춘 상태'에서 하는 것이라 '스태빌리
제이션 트레이닝stabilization training'을 핵심으로 한다. '스태빌리
제이션'이란 '고정·안정시킨다'는 뜻으로 몸의 중심축을 강화
하기 위한 트레이닝이다.

내가 제안하는 엉덩이 훈련법은 이 트레이닝을 중심으로
한다. 골반의 안정성을 높이는 '대둔근'과 '중둔근'을 중심으로
한 엉덩이 근육군, 골반의 앞 기울기와 관계있는 '장요근'에 포
함되는 '장골근'의 강화를 최우선으로 생각해서 구성했다.

이 엉덩이 훈련법은 훈련의 흐름과 자세에 큰 특징이 있다.
'베이비 스텝'이라고 부르는데, 아기가 태어나서 일어설 때까지
반드시 거치는 일곱 가지 자세에서 착안한 훈련법이다. 누워서
천장 보기, 고개를 옆으로 돌리기, 엎드리기, 네발로 기기, 앉기,

무릎으로 서기, 서기를 순서대로 구성했다. 그 과정 속에서 자신의 체중과 중력을 최대한 활용할 수 있는 '항중력위 자세'를 취하면서 훈련하도록 만들었다.

베이비 스텝과 항중력위 자세를 조합하면 쇠약해진 엉덩이 근육군을 효과적으로 단련할 수 있다. 말하자면 엉덩이와 관련된 근육군을 되살리는 '항중력근 재교육 훈련'이자 엉덩이의 숨은 능력을 끌어내기 위한 '엉덩이 능력 발휘 훈련'인 셈이다.

누구나 할 수 있는 간단한 자세로 일정한 시간 '멈춰' 있으면 된다. 이 '멈춰 있는' 동작은 관절에 장애를 가진 분들에게 더욱 효과적이다. 다리를 몇 번씩 움직일 필요가 없으니 관절에도 거의 부담을 주지 않고 항중력근만을 발달시킬 수 있기 때문이다.

게다가 멈춰 있으면 자신이 어느 근육을 사용하고 있는지 체감하기 쉽다는 이점도 있다. 또 엉덩이 외의 근육을 사용하는 실수도 알아차리기 쉽다.

엉덩이 근육과
베이비 스텝

인류는 다른 동물과 다르게 두 발로 서고, 걷는다. 하지만 태어나자마자 바로 일어서지는 못한다. 이는 유명한 독일의 생물학자이자 철학자인 에른스트 헤켈Ernst Haeckel이 주창한 '개체 발생은 계통 발생을 반복한다'라는 말대로 바다의 생물이 육지의 생물로 진화하고, 다양한 진화를 거쳐 두 발로 걷는 인류가 탄생한 흐름과 밀접한 연관이 있다.

태아는 자궁 속의 양수에서 생활한다. 계통 발생으로 보면 바다의 생물과 똑같다. 양수에서 밖으로 나오는 과정은 바다에서 육지로 올라온 생물의 진화와 비슷하다. 약 10개월 동안 부력이 존재하는 양수에서 갓 나온 아기는 서지 못한다. 몸을 움직이는 추진근은 발달했어도, 신체를 지지하는 항중력근은 발달하지 못한 상태이기 때문이다.

하지만 아기는 태어나면서부터 항중력근 트레이닝을 한다. 양수 속에서는 호흡하지 않지만, 태어나자마자 호흡근이자 항중력근의 기초이기도 한 횡격막이나 복횡근의 트레이닝을 시작한다. 울음을 터뜨리는 것이다. 생물의 진화에 빗대어 말하면 수중의 아가미 호흡에서 폐 호흡으로 바뀐 순간이다. 이러한 과정은 사람의 유전자 정보에 새겨진 프로그램이다.

아기들이 걷게 되는 과정을 살펴보자. 아기는 누워서 천장만 바라보다가 옆으로 돌아눕거나 몸을 뒤집는다. 시간이 조금 더 지나면 손과 발을 이용해 기어다니게 되고 스스로 앉거나 무릎으로 선다. 이 과정을 거쳐 서서 걷게 된다.

이처럼 약 5억 년의 세월을 걸쳐 나아온 인류의 진화 과정을 아기는 약 1년 정도 만에 재현한다. 아기는 두 발로 서고 걷기 위해 몸을 움직이면서 항중력근인 엉덩이 근육을 키운다.

아기는 서고 걷기 위해 자세를 단계적으로 취하면서 항중력근을 활용하고, 강화시킨다. 서기까지 과정을 일곱 단계로 나눌 수 있는데, 그 일곱 가지 자세를 도입해 만든 것이 바로 '베이비 스텝'이다.

아기는 일곱 가지 자세를 통해 머리부터 하반신까지 항중력근을 자극한다. 느리지만 확실하게 엉덩이를 강화시키는 것이다.

모든 인류는 동일한 과정을 거쳐 두 발로 서고 걷는다. 어른이 된 후에도 몸은 이 과정을 기억하고 있다. 약해진 엉덩이 근육을 다시 단련하는 지름길은 다름 아닌 '베이비 스텝'인 것이다.

실제로 아기의 성장 단계에 해당하는 일곱 가지 자세를 활용한 엉덩이 훈련을 하면 어렵지 않으면서도 확실하게, 나이에 관계없이 엉덩이 근육을 발달시킬 수 있다. 또 단계를 하나씩 따라하다 보면 어느 자세에서 엉덩이 조절을 못하는지 명확히 알 수 있어서, 엉덩이의 상태에 맞춘 훈련도 가능하다. 즉 최단 루트로 최고의 결과를 이끌어내는 셈이다.

인류의 진화와 아기의 발육을 통해 도출한 엉덩이 트레이닝으로 엉덩이 근력을 강화시켜보자.

'엉덩이 트레이닝' 체크 포인트

엉덩이 트레이닝을 하면서 엉덩이 근육에 신경 쓰지 않으면 다른 근육에 힘이 들어갈 수 있다. 엉덩이 대신 다른 부위의 힘으로 움직이면 효과는 없고 오히려 근육통을 불러일으킬 수 있다. 따라서 단계마다 엉덩이 근육을 의식하면서 운동해야 한다. 아래 체크 포인트로 점검해보자.

- 트레이닝 중에 엉덩이가 단단한가?
- 엉덩이 근육 말고 허벅지 등 다른 부위에 힘이 들어가지 않는가?
- 자세를 쉽게 유지할 수 있는가?
- 트레이닝 중에 엉덩이의 피로감 또는 엉덩이를 쓰고 있다는 느낌이 있는가?
- 엉덩이 근육통이 있는가?
- 엉덩이 한쪽에만 근육통이 생기지 않는가?
- 엉덩이 근육 말고 다른 곳에 근육통이 생기지 않는가?

일상생활에서도 엉덩이에 힘을 주면 단단해지는지, 얼마나 세게 조일 수 있는지 등을 통해 엉덩이 근력을 점검할 수 있다. 엉덩이 근육을 계속 쓰고 있는지 점검하는 것이 엉덩이 트레이닝의 첫걸음이다.

엉덩이 스트레칭

훈련을 실시하기 전에 스트레칭부터 해보자. 스트레칭으로 엉덩이 근육을 자극하기 때문에 트레이닝에서 더욱 효과를 볼 수 있다.

POINT

- 호흡은 멈추지 않는다.
- 온몸이 시원한 느낌이 드는 것이 중요하다.
- 스트레칭 동작마다 30초 이상을 쓴다.
- 스트레칭을 포함한 엉덩이 트레이닝은 자기 전에 하는 것이 가장 효과적이다.

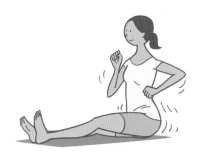

엉덩이 근육에 스위치 켜기

30초
유지

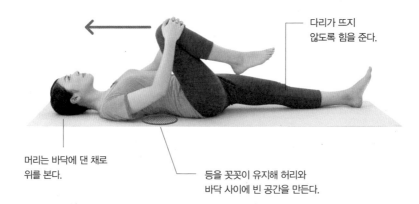

다리가 뜨지
않도록 힘을 준다.

머리는 바닥에 댄 채로
위를 본다.

등을 꼿꼿이 유지해 허리와
바닥 사이에 빈 공간을 만든다.

엉덩이 근육을 펴고 다리를 쉽게 들어 올리게 한다

1. 천장을 보고 누워서 한쪽 다리를 굽히고, 무릎을 양손으로 쥔다.
2. 무릎을 가슴 쪽으로 끌어당기며 일직선을 유지한다.
3. 가슴을 펴고 허리와 바닥 사이에 공간을 만든다.

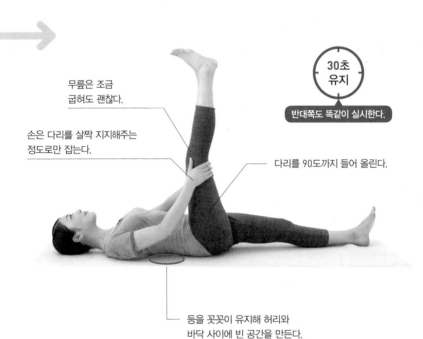

무릎은 조금
굽혀도 괜찮다.

손은 다리를 살짝 지지해주는
정도로만 잡는다.

다리를 90도까지 들어 올린다.

30초 유지

반대쪽도 똑같이 실시한다.

등을 꼿꼿이 유지해 허리와
바닥 사이에 빈 공간을 만든다.

장딴지와 허벅지 뒤의 긴장을 풀어준다

1. 다리를 들어 올리고 두 손으로 무릎 뒤를 잡는다.
2. 무릎을 똑바로 펴고 발목을 안쪽으로 젖힌다.
3. 가슴을 펴고, 허리와 바닥 사이에 공간을 만든다.

허벅지 안쪽 근육 풀기

30초 유지

반대쪽도 똑같이 실시한다.

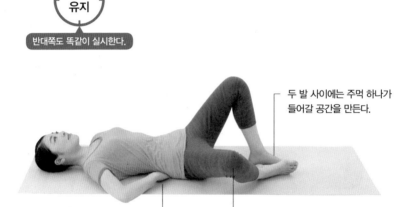

두 발 사이에는 주먹 하나가 들어갈 공간을 만든다.

바닥과 허리 사이에 틈이 생기지 않도록 배에 힘을 주어 아래로 누른다.

한쪽 다리만 무릎을 바닥 쪽으로 벌린다.

안쪽 허벅지 근육을 편다

1. 천장을 보고 누워서 무릎을 세우고, 바닥과 허리 사이에 두 손을 가볍게 끼운다.
2. 등으로 손등을 누르는 느낌이 들 만큼 배에 힘을 준다.
3. 반대쪽 다리는 움직이지 않고, 한쪽 다리만 최대한 벌린다.

등 근육 완화시키기

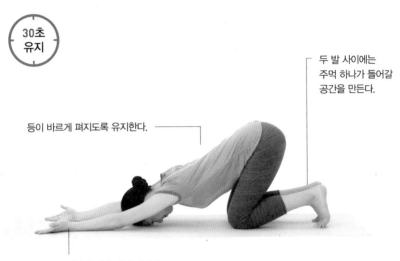

30초
유지

등이 바르게 펴지도록 유지한다.

두 발 사이에는 주먹 하나가 들어갈 공간을 만든다.

손바닥을 위로 향하게 하면 팔이 펴진다.

굽은 등을 완화시켜서 새우등을 개선한다

1. 엎드려 기는 자세를 하고 두 손을 멀리 뻗는다.
2. 엉덩이에 힘을 주어 내리면서 팔과 가슴을 편다.
3. 허리를 바닥쪽으로 약간 젖히면서 엉덩이를 내리는 느낌을 유지한다.

효과적인 '엉덩이 트레이닝'을 위해

이제부터 엉덩이 근육에 집중한 트레이닝을 시작해보자. 몸 상태에 따라 자신에게 맞는 운동의 횟수나 자세를 난이도에 따라 실시하면 된다.

 트레이닝이 처음이거나 기본자세가 힘들게 느껴진 다면 'EASY'부터 해보자. 어렵지 않게 트레이닝을 몸에 익히는 단계로 무리하지 않을 수 있다.

 더욱 효과적인 트레이닝을 하고 싶다면 'HARD'를 따라 해보자. 무리라고 느껴지면 'EASY'부터 몸에 익힌 다음 다시 도전하는 편이 좋다.

 올바른 자세로 트레이닝하는 것이 가장 중요하 다. 자세가 흐트러지지 않도록 신경 쓰자.

빠른 효과를 보고 싶다며 어려운 동작부터 따라 하지는 말자. 올바른 자세로 천천히 익히면서 꾸준히 운동하는 것이 가장 중요하다.

장요근 트레이닝

스트레칭이 끝났다면 장요근과 대요근을 강화하는 장요근 트레이닝을 시작해보자. 장요근 트레이닝으로 골반을 앞으로 기울이고 엉덩이 근육을 자극할 수 있다. 장요근을 풀어주고 '베이비 스텝'(94쪽)을 하면 효과가 커진다.

POINT

- 발가락에 힘이 들어가지 않도록 신경 쓴다.
- 몸을 받치는 다리 쪽의 엉덩이가 단단하면 반대쪽 장요근에 스위치가 켜져 있다는 증거다. 엉덩이를 만져 확인해본다.
- 트레이닝 중에는 소변을 멈추는 듯한 감각을 꾸준히 의식한다.

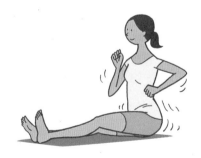

'장골근' 편

다리를 올리고 내릴 때 쓰는 근육을 강화하고,
골반이 앞으로 기울어지게 만든다

1. 다리를 앞뒤로 벌리고 허리를
약간 숙인 자세를 만든다.

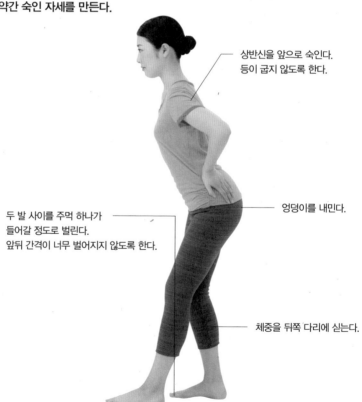

상반신을 앞으로 숙인다.
등이 굽지 않도록 한다.

엉덩이를 내민다.

두 발 사이를 주먹 하나가
들어갈 정도로 벌린다.
앞뒤 간격이 너무 벌어지지 않도록 한다.

체중을 뒤쪽 다리에 싣는다.

2. 앞의 다리를 들어 올려 30초를 유지한다.

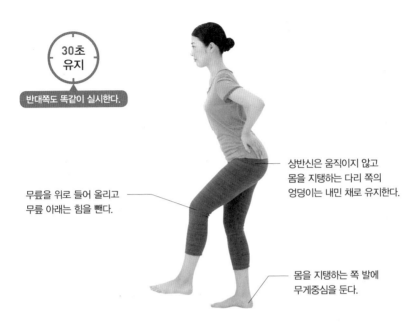

30초
유지

반대쪽도 똑같이 실시한다.

무릎을 위로 들어 올리고
무릎 아래는 힘을 뺀다.

상반신은 움직이지 않고
몸을 지탱하는 다리 쪽의
엉덩이는 내민 채로 유지한다.

몸을 지탱하는 쪽 발에
무게중심을 둔다.

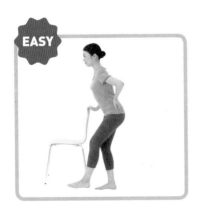

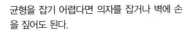

EASY

균형을 잡기 어렵다면 의자를 잡거나 벽에 손
을 짚어도 된다.

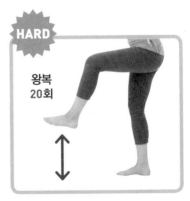

HARD

왕복
20회

1초에 한 번 천천히 다리를 위아래로 움직인
다. 20회 반복한다.

'대요근' 편

다리를 앞쪽으로 내미는 힘을 향상시키고,
골반이 앞으로 기울어지기 쉽게 한다

1. 다리를 앞뒤로 벌리고 상체를 똑바로 유지한다.

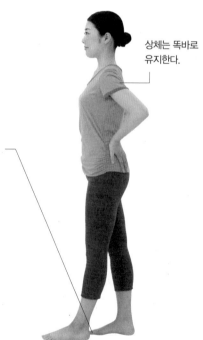

상체는 똑바로
유지한다.

두 발 사이에 주먹 하나가 들어갈
정도로 벌린다. 뒤쪽 다리에 체중이
실리도록 한다.

2. 앞의 다리를 들어 올린다.

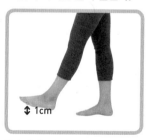

✥ 1cm

앞의 다리는 바닥에서 1센티미터
정도 뜨도록 한다.

3. 앞의 다리를 넣었다가 다시 앞으로 내민다. 이 스윙을 반복한다.

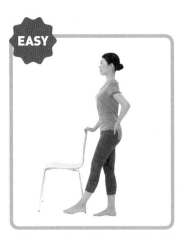

왕복
20회

반대쪽도
똑같이 실시한다.

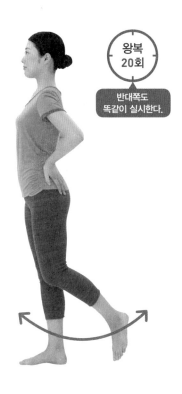

의자를 잡고 해도 된다. 20회가 힘들다면
10회부터 시작하자.

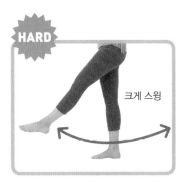

크게 스윙

스윙의 폭을 크게 할수록 더 큰 힘이 들어간다.

 NG

다리를 찰 때 다른 쪽 다리와 상반신이
움직이지 않도록 하자.

베이비 스텝

엉덩이 근육에 스위치를 켰다면 '베이비 스텝'을 시작해보자.
아기가 일어설 때까지의 과정을 담은 훈련이다. 큰 힘을 들이
지 않고도 엉덩이 근육을 키울 수 있다.

STEP 1
누워서 천장 보기

아기는 태어난 직후에 천장을
보고 누워 있다.

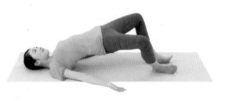

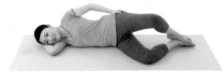

STEP 2
옆으로 눕기

몸을 뒤집기 위해 고개를
옆으로 돌린다.

STEP 3
엎드리기

바닥을 향해 돌아 눕는다.

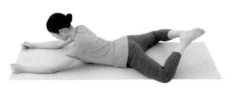

94

STEP 4
네발로 기기
손과 발을 이용해 긴다.

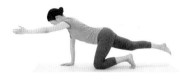

STEP 5
앉기
균형 감각이 향상
되면 똑바로 앉을
수 있다.

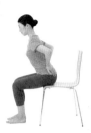

STEP 6
무릎으로 서기
엉덩이 힘이 생기면
무릎으로 설 수 있다.

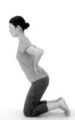

STEP 7
서기
마지막에는 서서
걸을 수 있다.

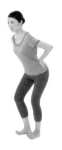

POINT

- 바른 자세를 유지한다.

- 숨을 계속 내쉬면서 자세를 유지한다. 유지가 어려울 때는
  평소대로 호흡한다.

- STEP 1부터 STEP 7까지 하나씩 순서대로 실시한다.

- 훈련 중에는 배를 넣고 소변을 멈추는 듯한 감각을 꾸준히
  의식한다.

누워서 천장 보기

몸의 중심축과 고관절을 함께 움직여 엉덩이 힘을 키운다

1. 천장을 보고 누워서 무릎을 굽힌다.

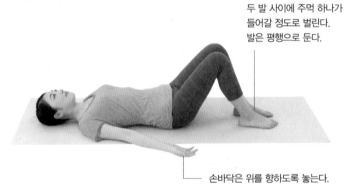

두 발 사이에 주먹 하나가
들어갈 정도로 벌린다.
발은 평행으로 둔다.

손바닥은 위를 향하도록 놓는다.

2. 엉덩이를 들어 올린다.

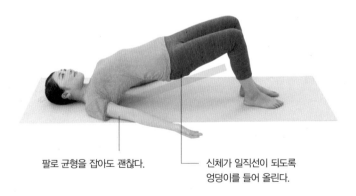

팔로 균형을 잡아도 괜찮다.

신체가 일직선이 되도록
엉덩이를 들어 올린다.

3. 다리를 좌우로 벌리고 발의 바깥쪽에 체중을 싣는다.

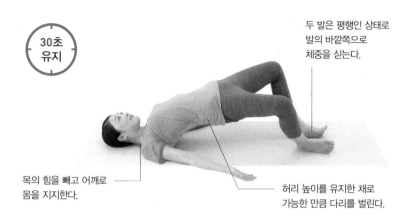

30초
유지

두 발은 평행인 상태로
발의 바깥쪽으로
체중을 싣는다.

목의 힘을 빼고 어깨로
몸을 지지한다.

허리 높이를 유지한 채로
가능한 만큼 다리를 벌린다.

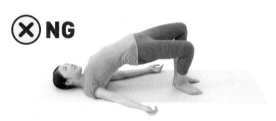

⊗NG

엉덩이를 너무 들어 올려 몸이 아치 형태로
휘면 효과가 떨어지니 조심하자.

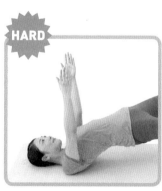

HARD

EASY

3의 자세처럼 다리를 벌리기 어렵다면
2의 자세를 30초 동안 유지하자.

3의 자세에서 두 손을 나란히 천장을 향해
뻗고, 30초 동안 유지한다.

옆으로 눕기

고관절을 벌리는 동작으로 엉덩이 옆의 근육을 단련한다

1. 옆을 보고 누워서 무릎을 굽힌다.

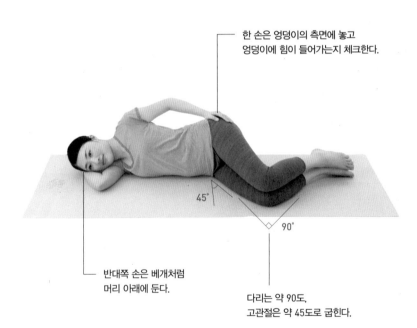

한 손은 엉덩이의 측면에 놓고
엉덩이에 힘이 들어가는지 체크한다.

45°

90°

반대쪽 손은 베개처럼
머리 아래에 둔다.

다리는 약 90도,
고관절은 약 45도로 굽힌다.

2. 위의 무릎만 가능한 만큼 들어 올린다.

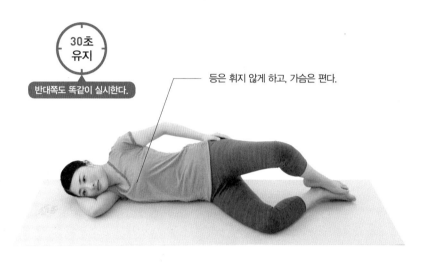

30초
유지

반대쪽도 똑같이 실시한다.

등은 휘지 않게 하고, 가슴은 편다.

⊗ NG 고관절이 굳어 있으면 무릎을 올렸을 때 골반 무게중심이 뒤를 향해 있어서 쓰러질 수 있다. 골반이 기울어지지 않도록 한다.

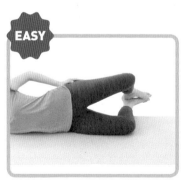

EASY

고관절을 굽히지 않고 무릎까지 일직선으로 만든다. 처음에는 무릎을 90도까지 굽히지 않아도 괜찮다.

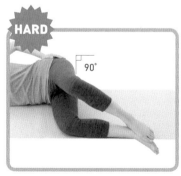

HARD

90°

고관절을 앞으로 90도 정도 굽힌다. 무릎은 최대한 벌린다.

엎드리기

엉덩이 전체 근육을 사용해 고관절의 유연성을 향상시키고
몸의 중심축을 안정시킨다

1. 엎드려서 손은 앞으로 뻗고, 양쪽 발바닥을 붙인 다음 다리를 벌린다.

발바닥이 가볍게 닿도록 한다.
서로 누르지 않도록 한다.

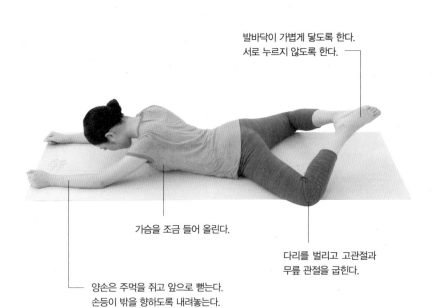

가슴을 조금 들어 올린다.

다리를 벌리고 고관절과
무릎 관절을 굽힌다.

양손은 주먹을 쥐고 앞으로 뻗는다.
손등이 밖을 향하도록 내려놓는다.

2. 1의 상태에서 상체를 일으킨다.

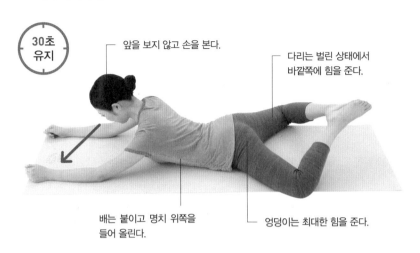

30초 유지

앞을 보지 않고 손을 본다.

다리는 벌린 상태에서 바깥쪽에 힘을 준다.

배는 붙이고 명치 위쪽을 들어 올린다.

엉덩이는 최대한 힘을 준다.

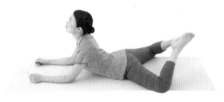

 NG

머리는 들지 않는다. 몸이 너무 휘지 않도록 한다.

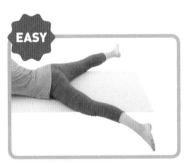

EASY

1과 2에서 무릎을 편 상태로 따라한다. 무릎과 발끝은 바깥쪽을 향하게 한다.

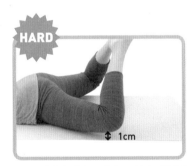

HARD

↕ 1cm

2의 상태에서 다리를 바닥으로부터 1센티미터 정도만 들어 올린다. 너무 많이 들지 않도록 한다.

네발로 기기

고관절의 안정성을 강화하고 무릎 관절의 유연성을 향상시킨다

1. 팔과 다리를 바닥에 대고 기는 자세를 만든 후 엉덩이를 살짝 뒤로 내린다.

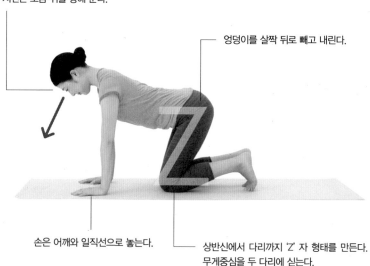

시선은 조금 위를 향해 둔다.

엉덩이를 살짝 뒤로 빼고 내린다.

손은 어깨와 일직선으로 놓는다.

상반신에서 다리까지 'Z' 자 형태를 만든다.
무게중심을 두 다리에 싣는다.

2. 왼쪽 팔과 오른쪽 다리를 앞뒤로 뻗는다.

어깨를 엉덩이보다 높게 하고, 머리부터 발꿈치까지
일직선으로 내려가는 기울기를 유지한다.

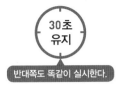

30초
유지

반대쪽도 똑같이 실시한다.

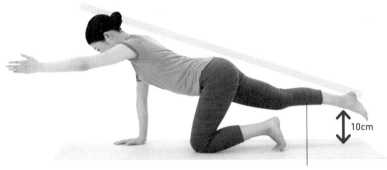

10cm

팔을 뻗은 쪽의 반대쪽 다리를 바닥에서
10센티미터 정도 들어 올린다.

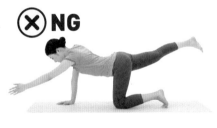

다리를 너무 높이 들어 올리거나 팔을 너무 내리지
않도록 한다. 고관절이 직각으로 굽어지면 하반신
이 아니라 손에 체중이 실린다.

EASY

두 손을 바닥에 대고 다리 한쪽만 바닥
에서 띄운 상태를 30초 동안 유지한다.

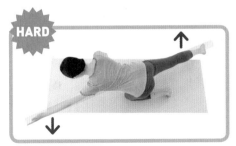

HARD

2의 상태에서 팔과 다리를 대각선으로
벌린다. 팔에서 다리로 가는 선을 일직
선으로 만들고, 몸이 좌우로 움직이지
않게끔 30초 동안 유지한다.

앉기 ①

몸의 중심축을 지지하는 힘과 상반신을 움직이는 고관절의 힘을 향상시킨다

1. 의자 끝에 걸터앉아 두 손을 엉덩이에 댄다.

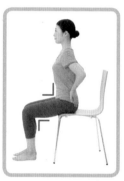

다리가 시작되는 부분과 무릎의
각도가 90도가 되게 한다.

* 의자는 너무 낮지 않은
  것으로 고른다.

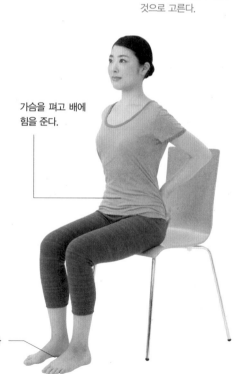

가슴을 펴고 배에
힘을 준다.

두 발 사이에 주먹 하나가
들어갈 정도로 벌린다.

104

2. 엉덩이는 뒤로 내밀고 상반신은 앞으로 기울인다.

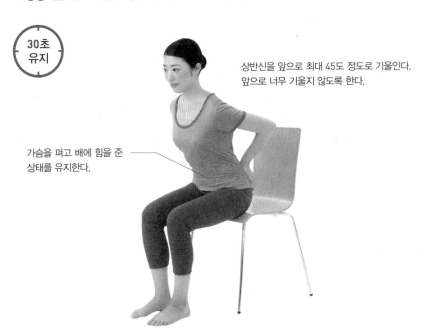

30초
유지

상반신을 앞으로 최대 45도 정도로 기울인다.
앞으로 너무 기울지 않도록 한다.

가슴을 펴고 배에 힘을 준
상태를 유지한다.

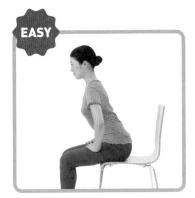

EASY

2의 자세가 힘든 사람은 허벅지에 손을 올려
지지해도 괜찮다. 의자 끝에 앉는 것이 어렵다
면 등받이에 가깝게 앉도록 하자.

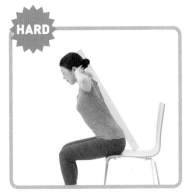

HARD

손을 머리 뒤에 놓으면 자세를 유지하는 데 더
많은 힘이 든다. 두 팔꿈치가 어깨 옆에 오도
록 최대한 벌리고, 머리부터 허리까지 똑바로
유지한다.

앉기 ②

몸의 중심축을 지지하는 힘을 향상시키고, 상반신을 비틀 때
양쪽 엉덩이의 무게중심을 잡는 힘을 향상시킨다

1. 의자 끝에 앉아 두 손을 엉덩이에 댄다.

가슴을 펴고 배를
넣는다.

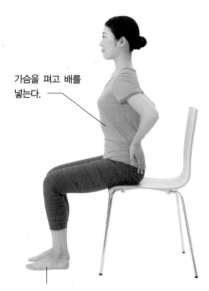

2. 상반신을 앞으로 기울인다.

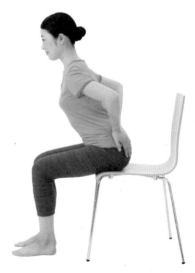

두 발 사이를 주먹 하나가
들어갈 정도로 벌린다.

3. 명치 위쪽을 비틀고, 상체가 향한 쪽의 하반신에 체중을 싣는다.

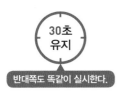

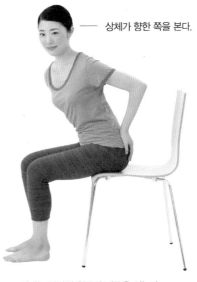

— 상체가 향한 쪽을 본다.

이때는 하반신 왼쪽에 체중을 싣는다.

✕ NG

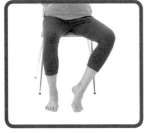

무릎이나 발끝이 바깥쪽으로 벌어지지 않도록 한다.

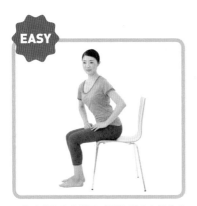

3의 자세를 하기 힘든 사람은 허벅지 위에 손을 올려 지지해도 괜찮다. 의자 끝에 앉기 어렵다면 안쪽으로 앉도록 하자.

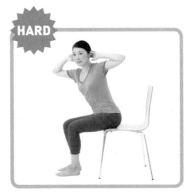

손을 머리 뒤에 놓으면 더 많은 힘이 든다. 팔꿈치를 벌리고 30초 동안 유지한다. 가슴을 펴고 허리는 살짝 비튼다.

무릎으로 서기

몸의 중심축을 지지하는 힘과 고관절과 무릎 관절을 이용해
상반신을 움직이는 힘을 향상시킨다

1. 무릎으로 서서 두 손은 엉덩이에 댄다.

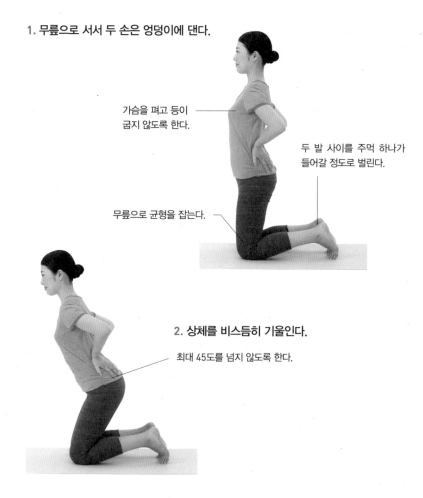

가슴을 펴고 등이
굽지 않도록 한다.

두 발 사이를 주먹 하나가
들어갈 정도로 벌린다.

무릎으로 균형을 잡는다.

2. 상체를 비스듬히 기울인다.

최대 45도를 넘지 않도록 한다.

3. 두 손을 머리 뒤에 놓고 팔꿈치를 벌려 가슴을 편다.

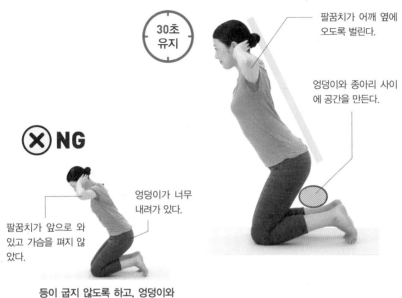

30초
유지

팔꿈치가 어깨 옆에
오도록 벌린다.

엉덩이와 종아리 사이
에 공간을 만든다.

(×) NG

팔꿈치가 앞으로 와
있고 가슴을 펴지 않
았다.

엉덩이가 너무
내려가 있다.

**등이 굽지 않도록 하고, 엉덩이와
종아리 사이에 공간을 만든다.**

EASY 두 손을 머리 뒤에 놓기 힘들면 2의
상태를 30초 동안 유지한다.

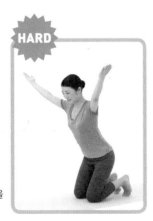

HARD

3의 상태에서 팔꿈치를 고정한 채로 팔을
뻗는다. 이 자세를 30초 동안 유지한다.

서기

몸의 중심축을 지지하는 힘과 고관절, 무릎 관절,
발목 관절을 이용한 상반신을 움직이는 힘을 향상시킨다

1. 두 발 사이에 주먹 하나가 들어갈 정도로 벌리고 허리를 약간 숙인다.

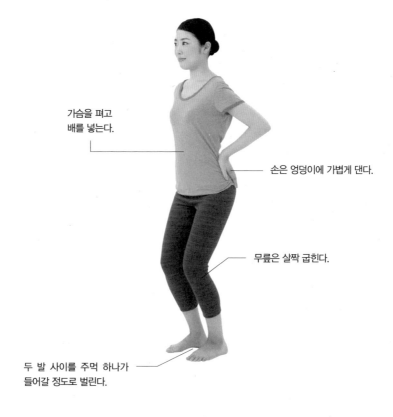

가슴을 펴고
배를 넣는다.

손은 엉덩이에 가볍게 댄다.

무릎은 살짝 굽힌다.

두 발 사이를 주먹 하나가
들어갈 정도로 벌린다.

2. 고관절부터 상반신을 일직선으로 유지한 채
비스듬히 기울인다.

머리부터 등, 엉덩이까지
일직선이 되도록 한다.

3. 두 무릎을 벌리고 발바닥의
바깥쪽에 체중을 싣는다.

30초
유지

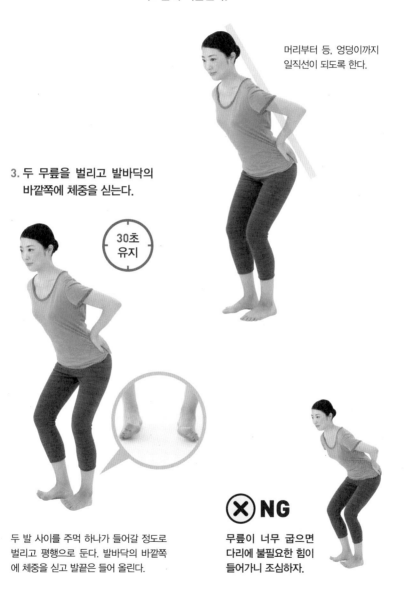

두 발 사이를 주먹 하나가 들어갈 정도로
벌리고 평행으로 둔다. 발바닥의 바깥쪽
에 체중을 싣고 발끝은 들어 올린다.

❌**NG**

무릎이 너무 굽으면
다리에 불필요한 힘이
들어가니 조심하자.

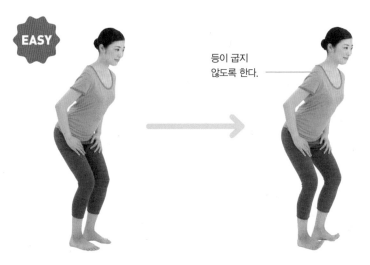

EASY

등이 굽지
않도록 한다.

엉덩이에 손을 대고 실시하기 어렵다면 허벅지 위에 손을 놓아 상반신을 지지하자. 무릎을 벌리는
것을 돕는다.

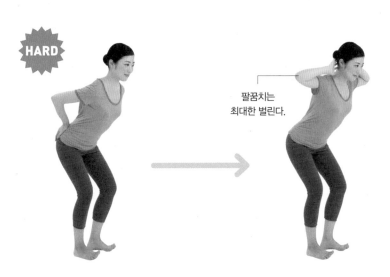

HARD

팔꿈치는
최대한 벌린다.

3의 자세가 무리 없었다면 손을 머리 뒤에 대고 두 팔꿈치를 최대한 벌려보자.

마무리 스트레칭

베이비 스텝까지 끝냈다면 마무리 스트레칭을 시작하자. 이 스트레칭으로 골반의 위치를 바르게 하고 사용한 근육을 풀어주자.

POINT

- 훈련 후에는 빠뜨리지 말고 스트레칭 한다.

- 이 스트레칭은 엉덩이를 잘 사용하는 것보다도 몸을 제대로 펴는 것이 더욱 중요하다.

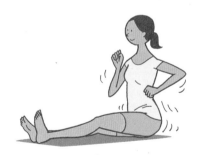

허벅지 뒤쪽과 종아리 근육 펴주기

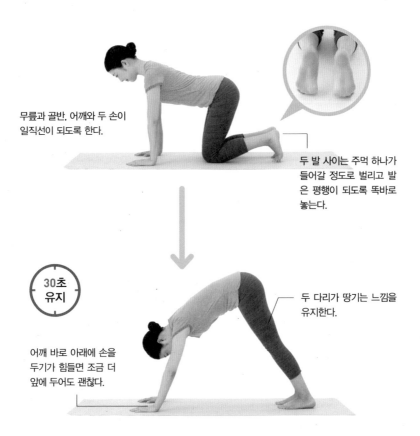

무릎과 골반, 어깨와 두 손이
일직선이 되도록 한다.

두 발 사이는 주먹 하나가
들어갈 정도로 벌리고 발
은 평행이 되도록 똑바로
놓는다.

30초
유지

두 다리가 땅기는 느낌을
유지한다.

어깨 바로 아래에 손을
두기가 힘들면 조금 더
앞에 두어도 괜찮다.

골반의 좌우 차이를 바로잡는다

1. 팔과 다리를 이용해 기는 자세를 만든다.
2. 엉덩이를 들어 올리면서 무릎을 편다.
3. 다리 뒤쪽 전체를 편 상태로 30초를 유지한다.

등뼈 선을 바로잡기

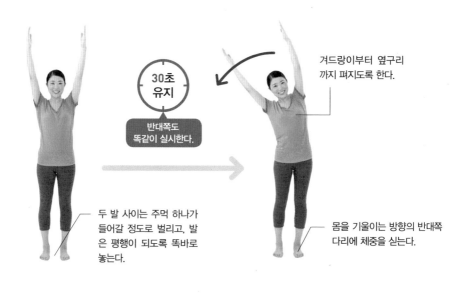

30초
유지

반대쪽도
똑같이 실시한다.

겨드랑이부터 옆구리
까지 펴지도록 한다.

두 발 사이는 주먹 하나가
들어갈 정도로 벌리고, 발
은 평행이 되도록 똑바로
놓는다.

몸을 기울이는 방향의 반대쪽
다리에 체중을 싣는다.

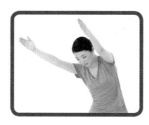

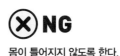

몸이 틀어지지 않도록 한다.

골반을 바른 위치로 되돌린다

1. 선 자세에서 두 팔을 위로 똑바로 뻗는다.
2. 체중을 왼쪽 다리에 싣고, 상반신은 오른쪽으로 기울인다.
3. 겨드랑이에서 옆구리까지 편 다음, 그 상태로 30초를 유지한다.

도구없이 '어디서든' 엉덩이 트레이닝

엉덩이 트레이닝은 자신의 체중을 사용하는 것을 기본으로 한다. 예전에 피트니스 클럽의 프로그램 디렉터로 일하면서 세계 각국의 트레이닝 기계를 다룰 기회가 많았다. 그래서 엉덩이 근육에 효과가 있을 만한 다양한 기계를 도입해 지도해봤다. 하지만 엉덩이 근육보다 허벅지나 종아리 근육이 눈에 띄게 발달했다.

그때는 엉덩이 근육이 항중력근이라는 것이나 골반의 기울기가 엉덩이 발달에 영향을 끼친다는 사실을 몰랐던 때이다. 그랬기 때문에 트레이닝에 활용했던 도구 대부분이 항중력근보다 추진근을 발달시킨다는 사실도 까맣게 몰랐다. 그야말로 시행착오의 연속이었다. 근육을 단련하는 방법을 연구하기 위해서 여러 도구를 활용하고 갖은 방법을 동원했다. 그리고 여러 트레이닝을 시도한 결과, '자신의 체중을 사용한 트레이닝이 엉덩이 근육을 가장 잘 발달시킨다'는 사실을 알게 되었다.

그야말로 '콜럼버스 달걀'과 같은 깨달음이었다. 엉덩이를 진화시키는 중요한 포인트가 이렇게나 가까운 곳에 있었을 줄이야! 정말로 놀라웠다. 도대체 지금까지 무슨 훈련을 했나 싶었다. 이때부터 자기 체중을 활용하는 트레이닝을 위주로 실시하였다.

특별한 운동기구가 필요한 것이 아니다. 자신의 체중을 활용한 트레이닝으로도 엉덩이는 충분히 발달할 수 있다. 자신의 체중만으로 트레이닝이 가능하다는 것은 어디서든 할 수 있다는 뜻이다. 군이 피트니스 클럽에 가지 않고 집에서 혼자서도 엉덩이 트레이닝을 할 수 있다.

목적·유형에 따른 엉덩이 트레이닝

허리나 무릎 통증 개선 등 각자의 목적에 따라서, 또 엉덩이의 유형에 따라서 집중적으로 훈련해야 할 근육이 달라진다. 그래서 목적·유형별로 활용할 수 있는 트레이닝을 정리했다. '베이비 스텝'을 기본으로 각각의 목적과 유형에 맞춰 훈련을 진행하면 자신에게 딱 맞는 엉덩이 트레이닝을 할 수 있다.

목적별 트레이닝에서는 허리·무릎 통증을 해결하고 몸의 균형을 잡거나 요실금을 예방하는 트레이닝까지 다양한 훈련을 정리했다. 유형별 트레이닝은 엉덩이의 네 가지 유형에 맞춘 훈련으로 선정했으니, 자신의 목적에 맞는 것을 잘 활용하기 바란다.

엉덩이 스트레칭❶

엉덩이 근육에 스위치 켜기 ➡ p.84

엉덩이 스트레칭❷

허벅지 안쪽 근육 풀기 ➡ p.86

마무리 스트레칭❷

등뼈 선을 바로잡기 ➡ p.115

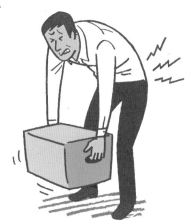

유연성을 키워 허리 통증을 해소한다

허리 통증을 예방하고 개선하려면 우선 몸 바깥쪽에 있는 추진근의 유연성을 향상시켜야 한다. 특히 허벅지 안쪽 근육이나 허벅지 뒤에서부터 종아리까지의 근육, 상반신 측면 등의 유연성을 높이자.

　이러한 근육이 유연해지면 엉덩이 근육을 포함한 항중력근을 쉽게 강화할 수 있다. 등뼈도 안정되므로 장시간 서거나 걸을 때 허리에 주는 부담을 줄일 수 있다. 새우등 개선에도 효과적이다.

베이비 스텝❷
옆으로 눕기 ➡ p.98

베이비 스텝❼
서기 ➡ p.110

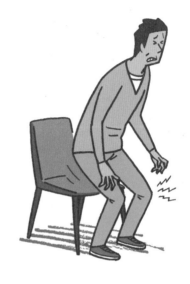

충격을 흡수해 무릎 통증을 해소한다

무릎 통증을 개선하고 예방하려면 대둔근과 중둔근 뒤쪽의 근
력이 필요하다. 무릎 통증은 걸을 때 체중을 실어 발을 디딜 때
의 충격이 주된 원인이기 때문이다. 대둔근은 디딜 때의 충격
을 흡수해 완화시키고, 중둔근 뒤쪽 근육은 몸을 움직일 때 무
릎 관절이 바른 위치에 있도록 하는 역할을 한다. 이러한 근육
을 훈련하면 무릎 통증을 해소하는 데 큰 도움이 될 뿐만 아니
라, 자연스레 O자형 다리(오다리)도 개선된다.

목적별 트레이닝 ❸ 넘어짐을 예방하고 싶다

장요근 트레이닝❶
'장골근'편 ➡ p.90

장요근 트레이닝❷
'대요근'편 ➡ p.92

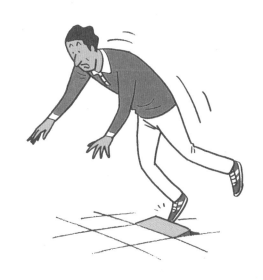

장요근이 강한 사람은 잘 넘어지지 않는다

작은 틈에 걸려도 잘 넘어지는 사람은 다리를 들어 올리는 힘이 약한 것이다. 넘어지지 않으려면 다리를 제대로 들어 올리는 힘이 필요하며, 이때 필요한 힘의 원천은 몸 앞쪽에 있는 장요근에 있다.

장요근이 강한 사람일수록 살짝 발이 걸려도 금방 다리를 들어 올려 앞으로 내딛을 수 있어서 넘어지지 않는다.

부상이나 골절의 위험을 줄이고 싶다면 장요근을 신경 써서 키우도록 하자.

베이비 스텝❻
무릎으로 서기 ➡ p.108

베이비 스텝❼
서기 ➡ p.110

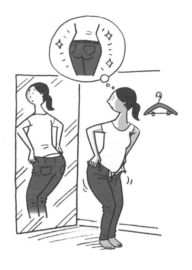

대둔근과 장요근으로 탄력 있는 엉덩이를 만든다

탄력 있는 엉덩이를 만들려면 골반을 앞으로 기울어지게 하고 대둔근을 강화시켜야 한다. 즉 골반을 앞으로 기울어지게 하는 장요근을 사용하면서 대둔근도 동시에 쓰는 트레이닝이 효과적이다.

　또한 대둔근은 항중력근이므로 엉덩이를 뒤로 내밀어 근육을 펴주면서 단련하면 더욱 잘 발달한다.

　이런 자세의 훈련을 집중적으로 실천하면 원하는 엉덩이를 만들 수 있을 것이다.

베이비 스텝❶

누워서 천장 보기 ➡ **p.96**

베이비 스텝❸

엎드리기 ➡ **p.100**

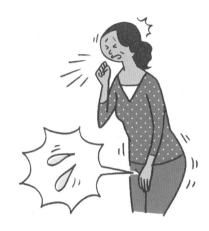

이너 유니트로 요실금을 예방한다

요실금을 예방하려면 '이너 유니트inner unit'라고 하는 몸의 중심축에 위치한 네 개의 근육을 단련해야 한다. 골반 속에 있는 골반저근군, 그 근육과 연동된 복횡근, 횡격막, 다열근이다. 그리고 이러한 근육과 연결된 엉덩이의 대둔근도 신경 써서 키워야 한다.

　　이너 유니트만 강화해도 물건을 들거나 다리를 벌리고 힘껏 버틸 때 나타나기 쉬운 요실금을 예방할 수 있다. 트레이닝을 할 때 호흡은 그대로 하고 소변을 멈춘다는 느낌으로 엉덩이 근육을 키우자.

엉덩이 유형에 따라 중점적으로 강화해야 할 부분이 다르다. 자신의 유형에
맞게 필요한 훈련을 시작해보자.

● 오리형

엉덩이 스트레칭❷
허벅지 안쪽 근육 풀기 ➡ **p.86**

베이비 스텝❷
옆으로 눕기 ➡ **p.98**

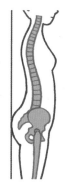

오리형의 특징은 안쪽 허벅지로 서는 습관이다. 이 자세
를 개선하려면 다리를 벌리는 데 쓰이는 고관절의 유연성
향상과 엉덩이가 옆으로 퍼지는 것을 막는 엉덩이 측면의
중둔근을 강화해야 한다.

● 조롱박형

엉덩이 스트레칭❸
등 근육 완화시키기 ➡ **p.87**

베이비 스텝❻
무릎으로 서기 ➡ **p.108**

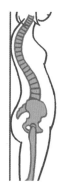

조롱박형의 특징은 새우등이다. 이를 개선하려면 등 상
부의 유연성 향상과 등의 심층 근육, 대둔근을 강화해야
한다.

● 납작형

베이비 스텝❹

네발로 기기 ➡ p.102

베이비 스텝❺

앉기 ➡ p.104

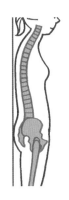

납작형의 특징인 곡선이 적은 등뼈 선을 개선하려면 뒤로 기울어진 골반을 앞으로 기울어지게 하는 장요근과 등의 S자 곡선을 만드는 심층 근육을 강화해야 한다.

● 물방울형

엉덩이 스트레칭❶

엉덩이 근육에 스위치 켜기 ➡ p.84

엉덩이 스트레칭❸

등 근육 완화시키기 ➡ p.87

장요근 트레이닝❶

'장골근'편 ➡ p.90

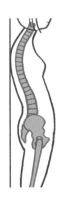

물방울형의 특징은 전혀 동그랗지 않은 엉덩이다. 골반이 뒤로 기울어져 물방울처럼 배가 앞으로 나와 있는 탓인데, 개선하려면 고관절 심층근인 이상근의 유연성 향상과 골반을 앞으로 기울이는 장요근을 강화해야 한다.

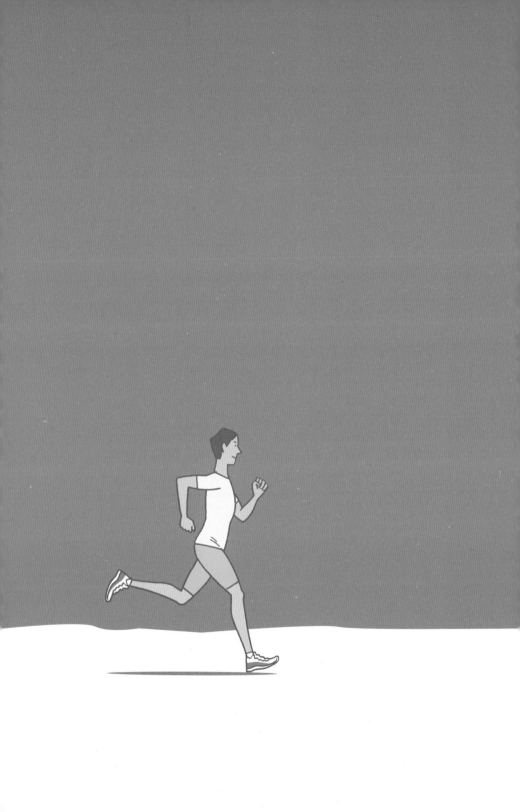

엉덩이 근육이
다시 걷는 힘을 만든다

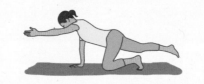

걷기 힘들던 80대도
다시 등산을 시작했다

엉덩이 근육을 키우면 원활하게 걸을 수 있을 뿐만 아니라, 어디든 갈 수 있기에 삶의 질 자체가 높아진다.

몇 년 전의 일이다. 한 80대 여성이 나를 찾아왔다. 오랫동안 등산과 스키를 마음껏 즐겼는데, 오른쪽 무릎이 아프기 시작하면서부터 활동적인 스포츠를 할 수 없게 되었다고 했다.

병원에 갔더니 의사는 "나이가 들면 무릎 관절에 부담이 가니, 이제 등산이나 스키는 그만두시고 가볍게 걷는 정도로만 운동하세요"라고 했단다.

처음에는 아파서 의사의 말대로 안정을 취했다고 했다. 하지만 무릎 통증이 나아지면서 다시 등산과 스키를 즐기고 싶어지면서도 무릎 통증이 언제 재발할지 몰라 불안해했다. 그래서 어떻게든 무릎에 가해지는 부담을 줄여보고자 필자를 찾아왔다는 것이다.

처음 만났을 때는 80대라고 믿을 수 없을 만큼 자세가 바른 점이 인상적이었다. 하지만 하반신의 근육을 진단해보니, 움직일 때 활용하는 추진근만 발달해 있었다. 무릎 관절을 보호하고 안정시키기 위한 항중력근은 약하고 유연성이 떨어져 있었다.

그리고 가장 중요한 항중력근인 엉덩이 근육의 좌우 차이가 확연했다. 통증은 오른쪽 무릎에 있었는데, 약해진 것은 왼쪽 엉덩이 근육이었다. 대부분 오른쪽 엉덩이의 근육이 저하되어 오른쪽 무릎이 아픈 일이 많은데, 이 분은 왼쪽 엉덩이의 근육이 약해지는데도 스키나 등산을 즐겨서인지 오른쪽 무릎에 부담이 가고 통증이 나타난 듯했다.

먼저 무릎에 부담을 주던 다리 시작 부분의 근육과 허벅지 바깥쪽의 근육, 장딴지 근육을 이완시키는 트레이닝부터 시작했다. 모두 추진근이지만 이 근육들의 유연성을 향상시키면 무릎 관절을 보호하는 항중력근의 발달을 촉진시킬 수 있기 때문이다. 추진근을 이완시킨 후에는 약한 왼쪽 엉덩이의 항중력근에 집중해서 훈련했다.

3개월 만에 엉덩이 근육의 좌우 차이가 줄어들었다. 또 장시간 걸어도 무릎이 아프지 않다며 상당히 기뻐했다. 의사에게 활동적인 운동을 자제하라는 이야기를 들었지만, 다시 잘 걷고 통증을 걱정하지 않게 되면서 자신감과 활력을 되찾았다.

그 분의 목표는 다시 등산과 스키를 즐기는 것이었는데, 3개월 트레이닝으로 다시 스키를 탈 수 있게 되었다. 지금은 한 달에 한 번은 친구들과 등산을 즐기고, 국내뿐만 아니라 해외의 산에도 도전하고 있다.

이렇게 활동적인 80대는 적을 수 있지만 몇 살이 되든지 잘 걸으면 건강수명을 늘릴 수 있다. 좋아하는 곳에 자신의 힘으로 갈 수 있다는 사실만으로도 생활을 활동적으로 바꿀 수 있기 때문이다.

나이에 관계없이 자유롭게 인생을 즐기려면 '엉덩이 근육을 꾸준히 단련하는 것'이 중요하다. 오래 잘 걸으려면 다리뿐만 아니라 엉덩이 근육도 강화해야 한다. 엉덩이 근육은 발목부터 무릎의 관절, 고관절의 부담을 줄여준다. 따라서 엉덩이를 중심으로 한 항중력근을 강화하고 추진근의 유연성을 높여야 한다. 지금부터라도 엉덩이 트레이닝을 시작해보자. 평생 스스로 걸을 수 있는 몸을 만들 수 있다.

넘어지는 순간
건강수명은 바로 줄어든다

나이가 들어서 넘어지거나 다치면 회복 기간이 길어지기 때문에 건강수명이 줄어든다. 주로 계단이나 울퉁불퉁한 곳에서 균형을 잃고 넘어지는 일이 많은데, 이때 부상보다 근육의 퇴화를 조심해야 한다. 입원을 하거나 며칠 누워 있으면 근육은 퇴화한다. 평상시 근육이 견디던 체중이나 중력의 부담이 줄어들기 때문이다.

우주비행사를 떠올려보자. 그들은 지구로 돌아온 직후에는 거의 두 다리로 서거나 걷지 못한다. 우주라는 무중력 환경에 있었기 때문이다. 무중력 상태에서는 중력이나 근육의 신장 정도 등을 감지하는 기계수용기가 뇌에 정보를 전달하지 못한다. 이에 따라 항중력근에 자극이 가지 않아 기능이 떨어진다.

누워 있는 상태도 우주비행사와 마찬가지다. 무중력까지는 아니지만 골절 등의 부상을 입고 완치될 때까지 누워 있다 보면, 신체에 가해지는 체중이나 중력 부하가 감소한다. 이로 인해 기계수용기나 항중력근의 기능이 떨어지고, 기능이 쇠퇴하면 원래의 활동 능력으로 돌아오기까지 최소 석 달이 걸린다.

기계수용기나 항중력근의 기능 저하는 부상을 당한 직후부터 시작되는데, 완치까지의 기간이 길수록 기능 저하는 더욱 심각해진다. 평소에 잘 안 넘어지도록 몸을 원래 위치로 되돌리는 힘인 '정위반응'을 향상시켜야 한다. 정위반응은 앞서 살펴봤던 '걷기에 필수적인 엉덩이의 세 가지 역할' 중 하나로, '신체를 수직 방향으로 유지하는 힘'이다. 더 간단하게는 '균형 감각'을 말한다.

목부터 골반, 목부터 대퇴골, 목부터 발까지 수직으로 유지하는 세 가지 정위반응이 저하되면 쉽게 넘어지고, 더 큰 부상을 입게 된다. 반대로 정위반응의 능력이 높은 사람일수록 잘 넘어지지 않고, 설령 넘어져도 큰 부상을 입지 않는다. '넘어지더라도 잘 넘어지는' 사람이 되어야 한다는 말이다. 정위반응은 '베이비 스텝'으로 향상시킬 수 있으니 꼭 실천하기 바란다.

엉덩이가 튼튼하면
넘어지지도, 다치지도 않는다

엉덩이를 단련하면 잘 넘어지지 않고, 넘어져도 덜 다치게 넘어져 부상을 입는 일이 확연히 줄어든다.

이는 앞에서 말한 '정위반응'과 엉덩이 근육이 관계가 깊기 때문이다. 예를 들어 의자에 앉아 있는 사람은 의자에서 떨어지지 않는 것을 당연하게 생각하는데, 이 역시 정위반응 덕분이다. 또 계속 서 있거나 크게 움직여도 쉽게 넘어지지 않는 것은 엉덩이와 발목 관절의 항중력근에 정위반응이 작용하고 있는 덕분이다.

엉덩이 근육이 줄어들면 신체의 자세 유지와 무게중심 이동 등의 균형을 조절하는 정위반응의 기능을 떨어뜨린다. 즉 '쉽게 넘어지는 몸'이 되어버린다. 그만큼 엉덩이 근육이 중요하다.

넘어지지 않도록 다리를 단련하자는 말은 귀에 딱지가 앉을 정도로 들었으리라. 하지만 먼저 항중력근의 중심인 엉덩이 근력에 집중해야 한다. 엉덩이 근력이 저하되지 않도록 하고, 나아가 향상시키는 것이 '넘어지지 않는 몸 만들기'에 무엇보다도 기본이기 때문이다.

하반신 단련의 중심은 허리와 엉덩이다. 앞으로는 막연히 다리 근육만을 신경 쓸 게 아니라, 엉덩이 근육을 의식하며 운동해보자. 다리 운동을 해도 자주 넘어질 뻔하거나 균형 감각이 떨어진다는 느낌이 든다면, 엉덩이 근력이 저하된 것이 아닐까 의심해보자.

엉덩이 근육이
자세와 몸매를 결정한다

항중력근이 약해지면 허리 통증을 일으킨다. 몸에는 추진력을 만들기 위한 추진근과, 각 관절을 안정시키고 신체를 수직 방향으로 유지시키며 균형을 조정하는 항중력근이 있다. 그중에서도 등뼈나 배, 엉덩이 근육 등 골반 주위 항중력근이 약해지면 허리 통증이 쉽게 생긴다.

허리 통증은 항중력근의 기능과 관련이 있다. 앞서 말한 대로 여러 관절을 안정시키고 세 가지 정위반응을 조절하여 몸의 균형을 잘 유지하도록 하는 것이 항중력근의 역할이다. 그런데 항중력근 중에서도 골반 주위에 있는 항중력근이 저하되면 그 근육과 관련된 여러 관절이 불안정해지고, 균형 감각도 떨어진다. 그러면 자연스레 관절이나 근육에 부담이 가는 자세를 취하게 된다.

특히 등뼈를 안정시키고 있는 작은 항중력근은 자세의 영향을 쉽게 받는다. 평소 자세가 바르지 않으면 기능이 저하되기도 한다. 자세는 습관이다. 따라서 자세를 교정하지 않으면 등뼈 주위의 항중력근 근력이나 이와 관련된 기계수용기의 기능을 회복하기 어렵다. 허리 통증이 없어져도 또다시 생기는 이유다.

허리 건강을 회복시키려면 자세 교정과 함께 등뼈 주위 항중력근을 단련해야 한다. 특히 자세에 영향을 주는 골반 주위 항중력근인 엉덩이 근육을 강화하는 것이 중요하다.

엉덩이를 키우면
허리 통증이 사라진다

엉덩이 근육을 단련하면 허리 통증을 예방하는 데도 효과적이다. 우선 엉덩이 근육이 발달하면 자세가 좋아진다. 엉덩이 근육은 인간의 신체 중심에 있는 골반을 안정시키는 역할을 하기 때문이다. 특히 엉덩이 근육은 골반과 등뼈를 연결하는 '선장 관절' 및 골반과 대퇴골을 연결하는 '고관절'을 압박하여 안정시키고 바른 자세를 만들어준다.

선장 관절과 고관절을 압박하고 안정시키는 힘을 '폐쇄력'이라고 한다. 엉덩이 근육은 폐쇄력이 강하다. 이 힘 덕분에 고관절이나 선장 관절을 확실히 연결시켜 두 발로 서거나 걸을 수 있는 것이다.

반대로 엉덩이 근육이 약해지면 골반이나 선장 관절, 고관절의 안정성이 떨어지고 몸 전체가 불안정해진다. 자세가 불안정해지면 앉아 있든 서 있든 그 부담은 등뼈로 간다. 등뼈 중에서도 특히 흉추나 요추에 부담이 가기 때문에 허리 통증이 생긴다.

따라서 허리 통증을 없애려면 엉덩이 근육을 단련해 허리에 부담이 적은 바른 자세를 유지하는 것이 중요하다. 허리 통증이 발생하기 전에 예방하는 길이기도 하다.

또 한 가지, 엉덩이 근육은 체중의 부하나 지면으로부터 받는 충격을 흡수한다. 이 흡수력이 높을수록 요추에 가해지는 부담을 줄일 수 있다. 하지만 엉덩이 근육이 약해지면 이 흡수력도 함께 저하하므로 요추가 받는 부담이 증가한다. 부담이 지속되어 요추만으로 조절할 수 있는 능력의 한계를 넘어서면 허리 통증이 발생한다.

허리 통증은 갑자기 찾아온다. 대부분 허리 통증의 원인으로 엉덩이 근력 저하를 떠올리지 않는데, 엉덩이 근력이 저하되기 시작해도 당장 자각 증상이 나타나지 않기 때문이다. 다른 곳을 살펴도 허리 통증이 계속 나타난다면 엉덩이 근력이 떨어진 탓은 아닌지 확인해보자.

복근보다 엉덩이 근육을
먼저 키워라

허리 통증으로 고생하는 분의 엉덩이를 진단해보면 엉덩이 근력이 부족한 상태다. 90퍼센트 이상이 엉덩이 근육을 제대로 사용하지 못하거나 자세가 나쁘고, 양쪽 엉덩이의 근력 차이가 확연히 드러난다. 대부분 엉덩이 진단을 받고서야 비로소 엉덩이 근육의 작용이나 엉덩이와 자세의 관계에 대해 이해하곤 한다.

특히 최근에는 젊은 시절부터 격한 운동을 해왔는데 갑자기 허리에 통증이 생겼다는 분들이 많다. 이런 사람들의 특징은 오히려 운동을 하고 있을 때는 아픔을 못 느끼지만, 일상생활 속에서 통증이나 불편함을 느낀다. 오래 서 있기 힘들고 많이 걷지 못하는 것이다. 통증 때문에 병원에서 검사를 받아도 허리의 뼈나 조직에 이상이 발견되지 않아서 "심한 운동을 자제하고 복근 운동을 열심히 하세요"라는 조언만 듣는 경우가 많다. 하지만 의사의 지시에 따라 복근 훈련을 하는데도 상황이 변한 사람은 많지 않았다.

오랫동안 운동을 해온 사람들은 신체 바깥쪽 근육이 발달했다. 하지만 엉덩이를 비롯한 몸의 중심축에 있는 항중력근은 상당히 저하된 경우가 많다. 그래서 엉덩이 근육과 몸을 지탱하는 항중력근을 석 달 정도 트레이닝하면 분명한 변화를 느낀다. 더 지속하면 일상생활이나 운동 중에도 허리에 불편함을 느끼지 않고 예전처럼 격렬한 운동을 할 수 있을 정도로 되돌아온다.

물론 여기서 말하는 것은 엉덩이와 관련된 허리 통증의 예일 뿐, 모든 허리 통증이 엉덩이 약화로 발생하지는 않는다. 하지만 엉덩이 근육이 약해져서 허리가 아프다는 사실은 부인할 수 없다.

허리 건강을 걱정한다면 부디 엉덩이 근육을 단련해 허리에 주는 부담을 줄이고, 허리 통증 예방과 개선을 위해 노력하기 바란다.

엉덩이 근육이
무릎 관절에 끼치는 영향

연배가 있는 분들의 고민거리로 허리는 물론이고 무릎 통증을 빠뜨릴 수 없다. 무릎 관절은 어째서 쉽게 아플까? 우선 이유를 살펴보자.

무릎 관절은 대퇴골, 경골, 비골, 슬개골로 이루어져 있다. 무릎 관절은 굴곡과 신전이라고 하는 '굽히고' '펴는' 두 가지 동작을 중심으로 한다. 굽혀져 있을 때만 다양한 방향으로 '비틀림'이 가능하다.

무릎 관절은 고관절과 발목 관절 가운데에 있다. 세 관절의 움직임을 비교하면 고관절과 발목 관절은 여러 방향으로 움직일 수 있지만, 무릎 관절은 주로 굽혔다 펴는 동작만 한다. 그래서 고관절이나 발목 관절을 둘러싼 근육이 약해지거나 유연성이 떨어지면 무릎 관절은 영향을 직접적으로 받을 수밖에 없다.

고관절에 있는 엉덩이 근육에 문제가 있으면 서 있을 때 무릎 관절이 부자연스럽게 안쪽이나 바깥쪽을 향한다. 또 일상 생활이나 운동 중에 '쪼그리고 앉았다가 일어나기'같이 무릎을 굽혔다가 펼 때, 양쪽 무릎이 가까워지거나 멀어지는 등 불안 정하게 된다.

이런 동작은 무릎이 맡은 동작이 아니므로 무릎 관절은 구 조상 대응하지 못한다. 그래서 무릎 관절의 인대나 반월판에 통증이나 부상이 발생하기 쉬워진다. 나아가 증상이 진행되면 뼈가 변형되는 '변형성 관절증'으로 발전한다.

무릎 관절은 고관절뿐만 아니라 발목 관절과도 밀접한 연 관이 있다. 예를 들어 장딴지의 근육이 단단해지면 발바닥 아 치 부분이 낮아지거나 너무 높아지기도 한다. 그리고 발목 관 절의 움직임이 저하하면 무릎에도 부담이 생긴다.

이처럼 무릎은 위아래 관절의 영향을 받는 '부서지기 쉬운 관절'이다.

무릎 통증을 없애기 위해 무릎 주위 근육을 중심으로 트레 이닝하는 분들이 많은데, 무릎 관절에만 문제가 있을 때를 제 외하고는 효과가 없다. 대부분 무릎이 아닌 무릎 위아래에서 여러 동작을 하는 고관절과 발목 관절이 무릎을 악화시키기 때 문이다.

특히 가장 큰 움직임을 담당하는 고관절의 상태가 무릎에 큰 영향을 준다. 즉 고관절을 조절하는 엉덩이 근육이 약해지면 무릎 관절이 안 좋아진다.

따라서 엉덩이 근력의 강화는 허리뿐만 아니라 무릎 관절의 장애 예방에도 큰 도움이 된다. 그만큼 엉덩이 근육과 무릎 관절은 깊은 관계가 있다. 엉덩이 근육이 튼튼한 사람은 무릎 관절 장애가 발생하는 일이 드물다. 고관절이 바르게 기능하고 있으면 무릎 관절도 특별히 문제를 일으키지 않기 때문이다.

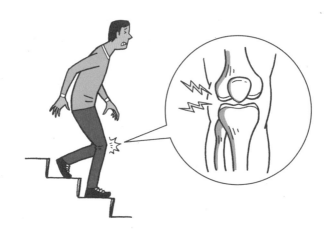

중심이 강해야
몸이 건강해진다

인간의 신체는 손끝이나 발끝 같은 말단이 가벼울수록 움직이기 쉽다. 그래서 끝 부분이 무거워지면 운동 능력이 떨어지고, 각 관절에 가해지는 부담도 커진다.

여기서 말하는 '끝 부분이 무겁다'는 것은 신체 중심부 근육보다 신체 말단부 근육이 더 발달했다는 뜻이다. 하반신을 예로 들면 신체 중심부인 엉덩이 근육보다도 장딴지 근육이 더 발달한 상태다.

발끝에 3킬로그램의 추를 달고 앞뒤로 흔들 때와 아무것도 달지 않았을 때를 비교하면 쉽게 이해할 것이다. 당연히 아무것도 달지 않았을 때가 운동하기 편하고, 근육이나 관절에 부담도 적을 것이다. 두 다리보다 엉덩이 근육을 강화하는 편이 관절 부상을 예방하는 데 좋다.

또한 신체 구조를 보아도 말단보다 중심부에 큰 부피가 필요하다. 하반신 관절에 연결된 뼈와 근육의 크기를 비교해보자. 발목 관절, 무릎 관절, 고관절 순으로, 위로 갈수록 커진다. 관절은 근육을 담는 그릇이다. 특히 고관절은 중심부에 위치해 가장 중요한 역할을 하는 그릇이므로, 엉덩이 근육을 키워 보호해야 한다. 고관절부터 튼튼해야 무릎 관절이나 다른 관절에 부담이 줄어들기 때문이다.

세계 최고의 단거리 선수, 특히 100미터 선수의 하반신을 보면 엉덩이 근육이 상당히 발달했고 말단부의 장딴지 근육은 매우 가늘다. 골반의 앞 기울기에 따라 발달되는 근육이 달라진다. 골반의 앞 기울기 때문에 말단 근육보다도 중추, 즉 고관절 주위의 근육이 잘 발달한 것이다. 반면에 육상 선수가 엉덩이 근육보다 허벅지나 장딴지 등의 말단부 근육이 발달한다면, 기록이 달라질 것이다.

요실금을 예방하는
엉덩이 근육의 힘

내가 실제로 경험한 신기한 이야기를 소개해보고자 한다. 나는 피트니스 클럽에서 엉덩이 훈련을 활용한 '허리 통증 예방'의 단체 강습을 진행하고 있다. 그런데 어느 날 한 여성 참가자가 "선생님의 강습을 받으면 요실금이 없어진다는 소문이 있어요" 라고 해서 놀란 적이 있다.

물론 허리 건강을 위해 찾아온 사람들이 대부분이지만 아무래도 여성들 사이에는 '요실금 예방 강습'으로 알려진 듯했다. 어쩐지 남성보다 여성이 많다는 생각은 했지만 그런 이유가 있을지는 상상도 못했다.

특히 '이너 유니트'라는 몸의 중심축에 있는 근육군 트레이닝 수업이 호평을 받았다. 엉덩이 주변의 근육을 단련해 골반을 안정시키고 허리 통증을 예방하기 위한 트레이닝인데, 예상

치 못하게도 요실금 예방에 효과를 발휘했던 것이다. 그 결과 '엉덩이를 단련해 허리 통증을 예방하자'던 수업이 어느새 '엉덩이를 단련해 요실금을 예방하자'는 강습으로 여성들 사이에서 인기를 끌었다.

이 이야기에 등장한 이너 유니트란 배에 있는 네 개의 근육인 횡격막, 복횡근, 다열근, 골반저근군을 통틀어 부르는 말이다. 이 네 근육은 서로 연결되어 뱃속에서 하나의 상자 형태를 띤다. 이너 유니트는 요추나 고관절을 포함한 골반 주변의 뼈 모임인 골반대의 안정성에 반드시 필요한 근육이기도 하다.

이 중에서도 골반저근군은 치골미골근, 장골미골근, 치골직장근 등의 근육으로 이루어져 있다. 요실금에 영향을 주는 근육군이다. 이들 근육은 골반의 바닥을 해먹처럼 감싸고, 골반 안에 있는 장기를 지지한다. 따라서 이 근육들이 약해지면 골반 내의 장기가 처지고 요실금이 쉽게 발생한다.

인간의 요도는 남성이 20센티미터, 여성이 5센티미터로 여성의 요도가 더 짧다. 남성의 요도보다 더 아래쪽에 있기도 하다. 게다가 소변을 멈추거나 배출하기 위한 외요도괄약근이 남성보다 약해서 방광도 아래쪽으로 처지기 쉽다. 그래서 요실금으로 고생하는 여성이 많다. 남성도 여성만큼은 아니지만, 마찬가지로 골반저근군이 약해지면 요실금이 쉽게 발생한다.

이너 유니트

● 횡격막 · 복횡근

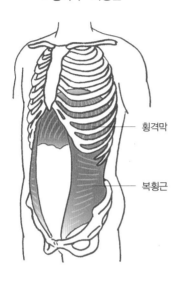

횡격막

복횡근

● 다열근

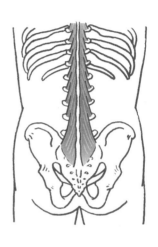

● 골반저근군

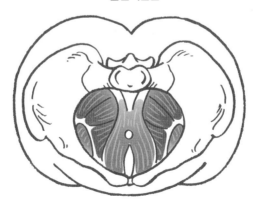

* 위에서 본 그림

이너 유니트 내의 다열근은 골반의 뒤에서 대둔근과 이어져 있으며, 복횡근 또한 등의 근막을 통해 대둔근과 연결된다. 그래서 엉덩이를 단련하면 이너 유니트에도 자극을 줄 수 있다. 또 엉덩이 근육을 안정적으로 움직이려면 골반이 균형을 이루어야 한다. 즉 이너 유니트 역시 엉덩이 근육과 밀접하게 연관되어 있다. 그래서 엉덩이 훈련에 이너 유니트 트레이닝도 필요한 셈이다.

어디까지나 골반을 안정시키고 허리 통증을 개선하기 위해 이너 유니트를 단련하려던 것이어서, 엉덩이를 위한 훈련이 요실금 개선에 도움을 주리라고는 나 스스로도 예상하지 못했다. 하지만 결과적으로는 골반저근군의 단련이 요실금 예방에 큰 효과가 있었다.

요실금을 겪는 사람은 허리 통증으로 고생하는 일이 많다. 이너 유니트가 약해지면 골반대가 불안정해서 허리 통증이 쉽게 발생하는 탓이다.

요실금으로 고민하는 사람이 많다 보니 요실금 예방 운동도 많아졌다. 엉덩이를 단련하는 운동도 함께 했으면 좋겠다. 꾸준히만 한다면 더 이상 요실금을 걱정하지 않고 외출할 수 있는 날이 올 것이다.

엉덩이를 지켜야
상반신이 올바르게 선다

평소 생활하면서 늘 바른 자세를 유지하기란 어렵다. 아무래도 그때그때 편한 자세를 취하기 십상이다.

예를 들어, 컴퓨터로 작업을 할 때는 앞으로 숙인 자세가 되기 쉽다. 이런 자세를 취하면 등이 굽어진다. 스마트폰을 만질 때는 아래쪽을 비스듬히 내려다보는 자세를 많이들 하고 있다. 그런데 안타깝게도 이런 자세를 고치지 않는다면 틀림없이 새우등처럼 등이 휠 것이다.

새우등이 왜 문제냐면 우선 등의 윗부분이 둥글어져서 머리가 앞으로 기울고 목과 목의 중심 근육에 부담이 가게 된다. 이는 어깨 결림이나 두통으로 이어진다. 더 심해지면 만성적인 팔 저림으로 발전하고 등뼈 전체에도 영향을 주어 허리 통증도 일으킨다.

새우등을 개선하는 데도 골반 주위의 근육을 키우는 것이 효과적이다. 골반은 몸의 중심에서 신체를 지지한다. 그래서 골반의 균형이 맞아야 좋은 자세가 나온다.

골반은 집으로 치면 토대에 해당한다. 이 토대가 지붕에 해당하는 상반신을 지지하고 있으니, 토대가 불안한 집은 지붕도 불안할 수밖에 없다. 사람의 몸도 마찬가지다. 골반의 안정에 따라 상반신에 가해지는 부담의 정도가 달라진다.

특히 상반신은 등뼈가 가느다란 뼈로 나뉘어 있어서 불안해지기 쉽다. 이 등뼈의 안정에 기여하는 것이 골반 주위 항중력근과 등뼈 자체에 붙어 있는 작은 항중력근이다. 이러한 항중력근은 골반과 등뼈 관절, 인대에 있는 기계수용기와 연동해 자연스레 움직이며 등뼈 전체를 수직 방향으로 안정시키는 작용을 한다.

하지만 스마트폰이나 컴퓨터를 사용할 때 항중력근이 아닌 관절의 인대 등에 의존하면 자세가 나빠진다. 항중력근의 스위치가 꺼져버리고 기계수용기의 감도도 낮아진다. 점점 더 바른 자세를 유지하기 힘들어진다.

이렇게 자세가 나빠졌을 때는 골반이 뒤로 기울어졌을 확률이 높다. 자세를 개선하려면 뒤로 기울어진 골반을 의식하면서 골반을 지지하는 엉덩이 근육을 키워 항중력근에 스위치가 켜지도록 훈련하는 것이 핵심이다.

실제로 필요한 근육은 몸의 중심축에 있는 횡격막, 복횡근, 다열근, 골반저근군으로 이루어진 이너 유니트와 골반의 측면과 뒷면을 조절하는 엉덩이 근육이다. 특히 '대둔근'은 '다열근'과 마찬가지로 선장 관절을 안정시키고 골반과 등뼈 전체를 지지한다.

둘은 살짝 다르다. 다열근은 신체의 심층 부분에서 등뼈를 세밀하게 조절하면서 등뼈를 수직 방향으로 지지하는 힘을 발휘하고, 대둔근은 등뼈의 근본부부터 등뼈 전체가 수직으로 지탱될 수 있도록 힘을 발휘한다.

또 한 가지, 골반 앞면을 조절하는 '장요근'도 중요하다. 특히 그 일부인 '장골근'은 골반을 뒤로 기울어진 위치에서 앞으로 기울어지도록 움직이는 힘이 있다. 또 장골근이 강할수록 골반이 앞으로 기울어지면서 골반 뒷면의 대둔근 근력도 향상된다. 대둔근이 강해지면 다열근도 활성화되므로 등뼈를 안정감 있게 수직으로 세울 수 있고, 좋은 자세를 유지할 수 있다.

이렇듯 골반이 뒤로 기울어지지 않도록 균형을 맞추면 등뼈 주위의 작은 항중력근에 다시금 스위치가 켜진다. 등뼈 주위 근육을 튼튼하게 하면 등뼈를 안정시키고 잘 굽지 않는 몸으로 바꿀 수 있다.

골반에 따른 등뼈의 변화

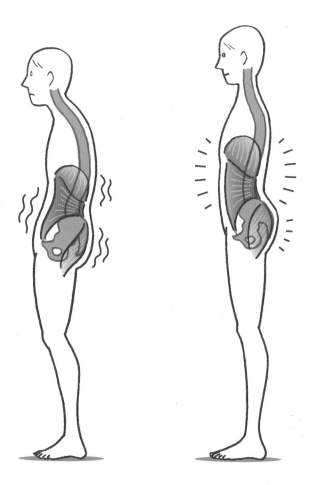

골반이 뒤로 기울어져 있으면 항중력근을 자극하지 않아서 등이 굽는다.

골반이 앞으로 기울어져 있으면 등뼈가 안정되고 바른 자세를 유지할 수 있다.

엉덩이 근육이 튼튼해야
꼿꼿이 설 수 있다

중년의 고민거리로 자주 등장하는 O자형 다리는 골반과 어떤 관계가 있을까? O자형 다리는 골반에 있는 고관절의 작용과 연관되어 있다.

고관절의 움직임은 총 여섯 가지로 굴곡, 신전, 외전, 내전, 외선, 내선이 있다. 굴곡과 신전은 다리를 앞뒤로 움직이는 동작, 외전과 내전은 다리를 바깥쪽과 안쪽으로 차는 동작, 그리고 외선과 내선은 다리를 바깥쪽과 안쪽으로 돌리는 동작이다. 이 중 내선과 외전 동작을 하는 근육이 너무 강해지면 O자형 다리가 되기 쉽다.

O자형 다리를 만들어내는 근육은 골반에서부터 허벅지 바깥쪽까지에 있는 '대퇴근막장근'이다. 허벅지 바깥쪽에 있는 '장경인대'라는 인대의 단단함도 O자형 다리와 연관되어 있다.

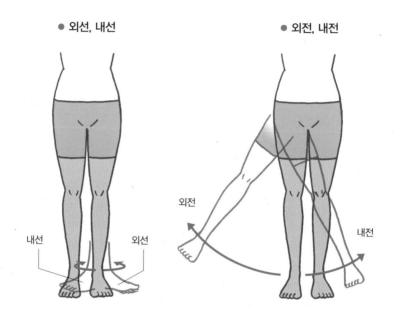

고관절의 움직임

● 외선, 내선

● 외전, 내전

내선   외선

외전

내전

그래서 O자형 다리를 개선하려면 이러한 근육과 인대의 긴장을 풀어주고, '내선' '외전' 동작에 대항하는 '외선' '신전' '내전' 동작을 하는 근육을 강화해야 한다.

'외선' '신전' '내전' 동작을 만드는 주요한 근육이 바로 '단내전근' '대내전근' '중둔근 후부' '대둔근 하부'다.

여기서 말한 근육은 모두 골반에서 시작하는 근육이다. 다시 말해 O자형 다리를 만드는 근육도 그것을 개선하는 근육도 전부 골반에서 시작해 고관절을 움직이는 근육이라는 이야기다.

이처럼 몸의 여러 문제를 예방하고 개선하려면 먼저 엉덩이 근육 등 골반의 근육군과 이너 유니트 등 몸의 중심축을 이루는 근육군에 대해 이해해야 한다. 그다음 근육이 약해지지 않도록 평소에 꾸준히 훈련해야 한다.

엉덩이가 튼튼해야
인생이 즐겁다

엉덩이 근육을 단련하면 어떤 즐거움이 기다리고 있을까? 희망적인 이야기를 해볼까 한다.

생물 가운데 동물과 식물의 큰 차이 중 하나가 '스스로 이동할 수 있는가'라는 점이다. 식물은 일정한 장소에 머물면서 스스로 에너지를 만들어낸다. 반면에 동물은 스스로 에너지를 만들어내는 능력이 없어서 에너지가 될 것을 찾아 나서야 한다. 즉 이동 능력이 필요하다.

이동수단은 동물에 따라 제각각이다. 물고기는 전신의 추진근을 사용해 물속을 자유롭게 이동한다. 육상에서는 양서류, 파충류, 포유류가 추진근과 항중력근을 활용해 이동한다.

그중에서도 인류는 특히 엉덩이 근육을 포함한 항중력근이 발달했다. 그래서 다른 동물보다 적은 두 발이라는 언뜻 불안정해 보이는 이동수단을 활용한다. 불안정해 보이지만 약 5억 년의 진화 과정을 거쳐 얻은 훌륭한 수단이다. 두 발로 걷는다는 것은 스스로 가고 싶은 곳으로 이동하고, 자유로워진 두 손으로 하고 싶은 일에 도전할 수 있음을 뜻하기 때문이다.

'두 발로 걷기'는 이동하고 싶은 본능을 채우고, 두 손을 자유롭게 만들어 뇌를 발달시키고 지식을 늘어나게 한 훌륭한 이동수단이다. 인간만이 여행을 하게 된 것도 두 발로 걷기 때문 아닐까.

엉덩이가 튼튼하면 걷는 데 무리가 없기 때문에 여행뿐만 아니라 스포츠도 나이에 관계없이 즐길 수 있다. 엉덩이 근육은 몸에서 가장 강한 근육이면서 관절을 보호하고 균형 감각을 향상시키는 항중력근이기 때문이다.

내가 근무하는 피트니스 클럽에 다니는 50대 남성은 30대 무렵부터 컬링을 시작해 대회에 참가할 정도로 활발히 활동했다. 하지만 50대에 가까워진 어느 날, 경기 중에 무릎을 다쳤다. 그 이후로 일상생활에서 통증을 느낀다고 했다.

정형외과에 찾아갔을 때 의사는 "무릎을 생각한다면 이제 은퇴해야 하지 않을까요?"라고 권했지만 본인은 컬링 선수 활동을 계속하고 싶어 했다.

그러다 나를 찾아왔다. 무릎에 관한 상담을 신청해 엉덩이를 진단해보았다. 통증이 있는 쪽의 엉덩이 근육이 확연히 약하고, 무릎에 부담을 주는 장딴지 근육이나 허벅지 바깥쪽 근육의 유연성이 표준에 비해 낮았다. 게다가 고관절의 유연성 역시 표준 이하였다.

그래서 스스로 할 수 있는 엉덩이 훈련과 굳어진 근육의 유연성을 향상시키는 훈련을 권했다. 6개월 정도 꾸준히 트레이닝을 하고 나서는 경기 중에 무릎 통증을 못 느끼고, 경기 다음날 피로도 상당히 줄었다며 기뻐했다.

스포츠는 도전하는 재미다. 나이에 관계없이 즐겨야 한다. 본인이 하고 싶다면 몇 살이든 도전하는 마음을 버리지 말자. 엉덩이 근력과 체력을 키워 계속 도전하기 바란다.

엉덩이 근력이 강할수록 스포츠 실력도 향상되고, 몸이 안정되어 부상의 우려도 줄어들 것이다. 스포츠엔 나이가 정해져 있지 않다. 엉덩이 근육을 키워 언제든 전력을 다해 스포츠를 즐길 수 있기를!

아름다운 몸은
엉덩이부터 시작된다

체형은 누구나 신경을 쓰는 부분이며 또 쉽게 달라지기도 한다. 몇 살이든 좋은 체형을 유지하는 일은 남녀 모두의 바람이 아닐까? 체형을 아름답게 만들고 유지하기 위해서라도 엉덩이 근육의 단련은 꼭 필요하다.

엉덩이가 단단해지면 몸매가 달라진다. 특히 허리에서 엉덩이로 이어지는 곡선이 살아난다.

허리에서 엉덩이로 내려오는 곡선이 확실하게 보이려면 엉덩이 근육을 단련해야 한다. 골반의 상부가 앞으로 덜 기울어져 있는 사람은 우선 골반으로 앞으로 기울이는 장요근을 발달시키는 트레이닝을 해야 한다. 이 장요근과 엉덩이 트레이닝을 동시에 실천하면 곡선이 뚜렷한 엉덩이로 바꿀 수 있다.

엉덩이 근력이 생기면 다리의 선도 달라진다. 엉덩이 근육은 인간의 신체에서 가장 크고 가장 큰 힘을 발휘할 수 있으므로, 이 근육이 발달하면 다리의 근군은 최소한의 힘만 내도 된다. 그래서 엉덩이를 단련하면 허벅지 바깥쪽과 장딴지 근육이 자연스레 가늘어진다.

의외일지 모르지만 엉덩이 근육은 쇄골에도 변화를 가져온다. 엉덩이가 발달하면 가슴을 펴는 데 필요한 등뼈의 흉추부에 있는 작은 항중력근이 발달하고, 자연스레 가슴이 펴지므로 쇄골 선이 아름다워진다.

이렇듯 엉덩이 근육은 매력적인 엉덩이를 만들 뿐만 아니라, 다른 신체 부위도 아름답게 만들어 몸 전체를 매력적으로 바꾼다. 엉덩이 근육 트레이닝은 평생 젊은 몸을 유지하는 데도 큰 도움이 된다.

50대 여성의 이야기를 해보겠다. 그 여성분은 굴곡이 적은 엉덩이가 콤플렉스여서 평생 몸에 딱 달라붙는 치마나 바지를 입지 못했다고 한다. 하지만 6개월 동안 엉덩이 트레이닝을 하고 나서는 골반의 기울기가 달라지면서 엉덩이의 곡선, 허리에서 엉덩이로 향하는 잘록한 선이 확연히 드러났다. 그 무렵에는 본인도 엉덩이의 변화를 느끼고 몸매에 자신감이 생겨 그동안 도전하지 못했던 치마와 바지를 당당하게 입고 다녔다고 한다.

이렇게 트레이닝을 통해 엉덩이 근육을 단련하면 입고 싶지만 못 입었던 옷도 당당하게 입을 수 있다. 그만큼 엉덩이의 발달은 삶에 여러 가지 긍정적인 효과를 가져온다.

여러분도 엉덩이가 가진 가능성을 충분히 느꼈을 것이다.

나는 엉덩이가 바뀌면 미래가 바뀐다고 생각한다. 상상해 보라. 허리나 무릎의 통증을 걱정하지 않고 얼마든지 걸을 수 있는 체력, 자유롭게 스포츠를 즐기는 능력, 누가 보아도 아름다운 자세와 몸매, 어떤 패션이든 당당하게 입을 수 있는 자신감. 이것들을 손에 넣는다면 미래가 얼마나 즐거울까? 분명 하루하루가 행복하리라.

엉덩이 트레이닝에 나이는 관계없다. 엉덩이를 바꾸고 싶다면 바로 트레이닝을 시작하자. 상상은 현실이 되고, 변화는 거름이 된다. 즐거운 미래를 꿈꾸는 동안 몸에 변화가 생길 것이다. 즐거운 마음으로 엉덩이 트레이닝을 시작하고, 꾸준히 해나가길 바란다.

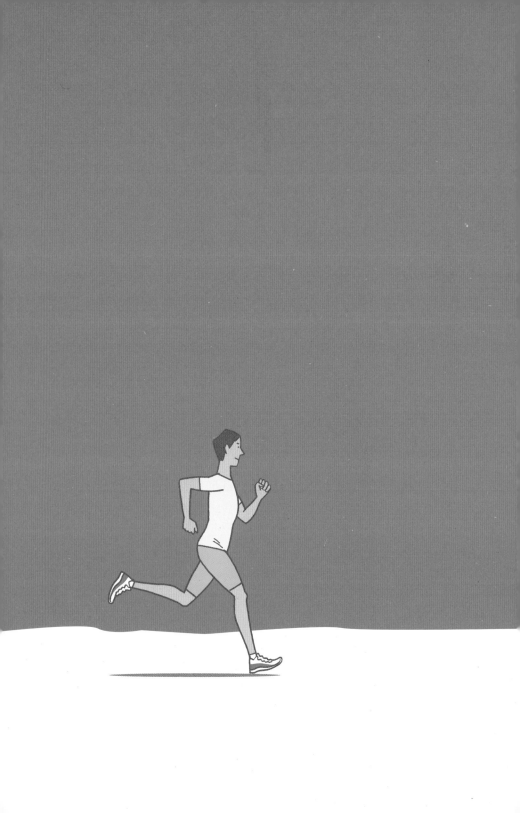

엉덩이 근육은
얼마든지 되살릴 수 있다

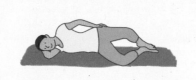

연령별로 보는 엉덩이 퇴화 과정

나이를 먹을수록 몸은 천천히 쇠약해진다. 몸이 쇠약해지는 원인에는 엉덩이 근육이 큰 영향을 끼친다. 엉덩이 근육은 두 발로 서고 걷는 데 반드시 필요한 근육이며, 이 근육이 쇠약해지면 앉거나 걷는 일상생활에 큰 지장이 생기기 때문이다. 하지만 엉덩이 근육은 모르는 새에 천천히 퇴화하므로 스스로 깨닫기가 쉽지 않다.

몸은 빠르면 20대 후반부터, 보통은 30대 무렵부터 약해지기 시작한다. 생각보다 젊었을 때부터 신체 노화가 시작되는 셈이다.

그러면 엉덩이 근육은 언제부터 어떻게 약해질까? 연령대별로 간단히 알아보자.

30~40대

엉덩이의 노화는 보통 30대부터 시작되는데, 40대에 이르면 더 빨리 진행된다. 골반이 뒤로 기울어지고 엉덩이 굴곡이 사라지기 시작한다. 또 엉덩이와 허벅지 경계부터 몸 전체의 지방이 증가한다.

젊었을 때에 비해 고관절의 큰 동작을 수반하는 스포츠를 즐길 기회가 줄어들고, 걷거나 움직이는 시간이 줄어들면서 장요근도 쇠약해진다. 이에 따라 골반은 더 뒤로 기울어지고, 엉덩이 근육이 약해져 겉으로 보면 엉덩이가 납작해진다. 무릎이나 허리 등의 관절에 부담이 커지고 관절 장애가 생기게 된다.

책상에 앉아 있는 시간이 길어지면서 아래를 보는 자세 때문에 등 위쪽의 심층배근이 약해진다. 30대부터 새우처럼 등이 굽기 시작한다. 40대에는 등이 더 휘면서 어깨와 목의 관절에 부담이 늘어난다. 40대 무렵부터 시작되는 사십견도 바르지 못한 자세 등 여러 원인이 쌓여 나타난다.

50대

50대는 특별히 운동을 하지 않으면 엉덩이가 눈에 띄게 납작해진다. 당연히 골반도 뒤로 기울어지고 엉덩이 근력의 저하가 두드러진다. 그래서 하반신 또는 허리 관절에 통증이나 불편함을 느끼는 분들이 많으며, 그것이 원인이 되어 운동을 할 기회나 걷는 일이 더 줄어들게 된다. 그렇게 등은 굽고 골반은 뒤로 기울면서 등뼈의 S자형 곡선도 점차 사라지기 시작한다.

60대

60대가 되면 골반이 상당히 뒤로 기울고 엉덩이 근육도 줄어들어서 굴곡이 거의 없어진다. 등 전체가 휘는 사람도 많아진다. 이 연배가 되면 대부분이 관절의 움직임에 불편을 느낀다. 또한 운동을 하는 사람과 하지 않는 사람의 걷는 속도에 차이가 나기 시작한다.

70대

70대가 되면 엉덩이 근육이 거의 없으며 등이 굽는다. 다양한 통증으로 인해 서 있거나 걷는 것이 두렵다고 느끼는 사람도 많다. 그로 인해 더욱 엉덩이 근력이 떨어지고, 작은 보폭으로 천천히 걸을 수밖에 없다. 균형 감각이 떨어져 쉽게 넘어지기도 하는데, 크게 넘어져 골절이라도 입으면 그대로 거동을 못하게 되는 사람도 많다.

일반적인 노화의 흐름을 살펴봤다. 이렇게 되지 않으려면 일찍부터 엉덩이 트레이닝을 실천해야 한다. 지금 60대 또는 70대라도 괜찮다. 엉덩이 근육은 나이에 관계없이 발달시킬 수 있다는 점을 잊지 말자. 생각해보라. 엉덩이 근육은 인간의 근육 중에서 가장 크고 강력하다. 그러니 엉덩이 트레이닝은 몸에서 가장 큰 엔진의 스위치를 켜는 일이다. 엉덩이를 다시 한 번 강화시키면 제대로 서고 걸을 수 있다. 우선 시작이라도 해보자. 뭐든 시작이 어렵지만, 시작하고 나면 점차 쉬워질 것이다. '내일부터 하자'가 아니라 '오늘부터 해보자'가 중요하다.

'열심히'보다
'꾸준히'가 중요하다

엉덩이 근육은 항중력근이라 추진근보다 천천히 성장한다. 시간이 필요한 만큼 꾸준한 트레이닝이 매우 중요하다.

트레이닝이든 뭐든 꾸준히 하기가 생각만큼 쉽지 않다. 또 엉덩이 트레이닝은 멈춘 상태에서 유지하기 때문에 운동처럼 느껴지지 않는다. 지금까지 내가 지도한 사람들을 떠올려 보면 트레이닝을 시작할 때는 누구나 의욕이 충만해 재미가 없어도 '열심히 해야지'라며 과하다 싶을 정도로 트레이닝에 매진한다.

하지만 한 달쯤 지나면 트레이닝이 지루해지는 것이 초심자의 패턴이다. 엉덩이 근육은 천천히 성장하기 때문에 한 달만에 변화를 느끼기 어렵다. 그러나 안정감과 균형 감각 등의 기능 면에서는 확실히 발달한다.

3개월 정도 지나면 더 확실한 변화를 실감할 수 있다. 하지만 처음부터 너무 힘을 쏟으면 피로가 쌓여 의욕이 떨어지고, 결국에는 훈련을 그만두곤 한다. 이렇게 해서는 훈련을 시작하더라도 목표를 이루기 힘들다.

그래서 트레이닝을 꾸준히 할 수 있도록 돕는 방법을 월별로 정리했다.

1개월

훈련을 시작하고나서 한 달 동안은 너무 열심히 하지 말자. 이 단계에서부터 많은 힘을 빼면 안 된다. 열심히 하지 않아도 꾸준히 가볍게 반복해서 하는 것이 가장 중요하다.

한 달째의 과제는 그저 '훈련 내용을 잘 익히는 것'이다. 초수나 횟수, 세트 수에 그리 연연해하지 말자. 완벽히 해내는 것이 중요한 것이 아니라, 한 달 동안 '계속 해내는 것'에 의미가 있다. 지정된 초수나 횟수를 완수하지 못해도 괜찮다. 또 능숙하게 해내지 않아도 좋다. 편하게 할 수 있는 범위 내에서 꾸준히 해내면 된다. 무리하지 않고 계속 실천하면 지속력이 향상된다. 트레이닝이 몸에 익숙해지는 동안 한 달은 금방 지나갈 것이다.

2개월

1개월 차에 훈련의 내용을 익히고 기본적인 횟수를 완수할 수 있게 되었다면, 2개월 차의 과제는 훈련의 종류와 초수, 횟수, 세트수를 '조금씩' 늘리면 된다. 여기서 중요한 것은 조금 늘리는 데 있다. 훈련 후에 드는 피로감이 개운하다고 느껴질 정도면 충분하다. '쉽지는 않지만 그렇다고 많이 힘들지도 않다'고 느끼는 정도가 적절하다. 2개월 차에 훈련의 종류를 늘리고 강도를 세게 하면 지속력을 유지하면서도 효과를 끌어낼 수 있다.

3개월

'2개월 차보다 강도를 높이는 것'이 3개월 차의 과제다. 강도를 높인다고 해도 겁먹지 말자. 훈련 후에 피로감이 조금 더 느껴질 정도면 된다.

3개월 차에는 한 가지 포인트가 더 있다. 바로 '휴식'이다. 몸 상태가 좋지 않을 때나 피곤할 때는 주저하지 말고 훈련을 쉬는 것이 중요하다.

트레이닝을 하는 동안 몸이 힘들다는 신호를 보내도 반드시 끝내야 한다는 의무감으로 무리하는 사람들이 종종 있다. 무리하다 보니 오히려 부상을 입거나 근육이 퇴화하는 '오버 트레이닝' 상태가 된다. 자신의 몸 상태를 점검하면서 실천하도록 하자. 3개월 동안 지속했다면 엉덩이의 변화도 느낄 수 있을 것이다. 하지만 여기서 안심할 수 없다. 엉덩이 근육은 계속 자극을 주지 않으면 금방 퇴화되니 말이다. 약간의 피로감을 느끼는 정도는 괜찮으니 몸 상태를 매일 점검하면서 꾸준히 지속하도록 하자.

엉덩이 근육을 키우는
'일상생활 운동'

엉덩이를 단련하려면 '베이비 스텝'을 활용하는 것이 가장 효과적이다. 평소에 잠깐씩 따라 해도 자극을 줄 수 있기 때문에 효과가 나타난다. 습관적으로 하는 행동에 트레이닝의 일부만 붙여서 하면 그것 자체가 습관이 된다.

이 '일상생활 운동'의 좋은 점은 베이비 스텝의 훈련을 못할 때도 할 수 있기에 베이비 스텝의 효과를 더욱 향상시킨다. 또 언제든지 쉽게 할 수 있으니 훈련 자세를 익혀서 매일 실천해보자.

다음 페이지에서 일상에서 쉽게 하는 훈련을 소개하겠다. 습관적인 행동 속에 녹여서 실천하는 것이 가장 좋다. 시작할 때는 전부 하려는 욕심은 버리고 당장 쉽게 할 수 있는 것부터 시도해보자.

텔레비전을 보면서 운동하기

텔레비전을 볼 때 하면 좋은 운동은 '고관절 열기 스트레칭'과 '골반 워크'다.

우선 '고관절 열기 스트레칭'은 바닥에 책상다리를 하듯이 무릎을 넓게 벌리고 앉아서 두 발바닥을 마주 한다. 이때 발바닥끼리는 손바닥 하나가 들어갈 만큼 간격을 둔다. 두 무릎은 바깥쪽을 바닥에 가까이 붙인 상태에서 가능한 만큼 벌린다. 두 손을 뒤에 놓고 상반신은 편하게 두면 된다. 그대로 30초를 유지해보자. 이 자세를 3세트 실시한다.

'골반 워크'는 엉덩이로 걷는 훈련이다. 두 다리를 펴고 앉은 상태에서 골반을 움직여 앞으로 네 걸음 다시 뒤로 네 걸음 돌아오면 된다. 특히 돌아오는 동작에 신경 쓰도록 한다.

요리하면서 운동하기

요리를 할 때 쉽게 할 수 있는 운동을 살펴보자. 두 발을 주먹 하나가 들어갈 정도로 벌리고 발끝을 평행하게 두고 선다. 요리를 하면서 체중을 양쪽 발에 번갈아 이동시키기만 하면 된다. 좌우 10회씩으로 총 20회를 1세트로 삼고 3세트를 목표로 따라해보자.

이 동작에는 매우 간단한 포인트가 있다. 체중을 실은 쪽 발로 바닥을 확실히 눌러주는 것이다. 또 체중을 가한 쪽의 무

고관절 열기 스트레칭과 골반 워크

● 고관절 열기 스트레칭

30초 3세트

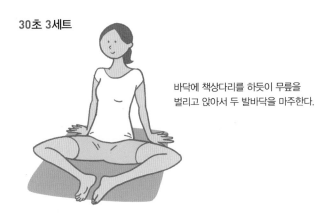

바닥에 책상다리를 하듯이 무릎을
벌리고 앉아서 두 발바닥을 마주한다.

● 골반 워크

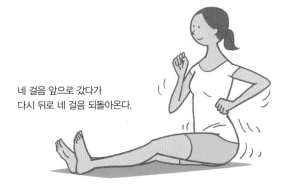

네 걸음 앞으로 갔다가
다시 뒤로 네 걸음 되돌아온다.

릎이나 고관절을 살짝 굽히면 더 효과적이다. 동작의 속도는 천천히 해도 괜찮다. 가능하면 맨발이나 얇은 양말을 신고 하는 게 좋다.

양치질하면서 운동하기

매일 하는 양치 시간을 활용해보자. 아침과 저녁 두 번씩, 혹은 점심때까지 포함해 세 번씩 하는 분도 있다. 보통 '양치질은 3분 동안' 하라고들 하는데 이 귀중한 3분의 습관을 운동에 활용하면 어떨까? 양치질하면서 할 수 있는 좋은 운동은 '한 발 1센티미터 업'과 '허벅지 수평으로 들어 올리기'다. 발 사이에 주먹 하나가 들어갈 정도로 벌린 자세를 기본으로 한다.

'한 발 1센티미터 업'은 말 그대로 한쪽 발을 바닥에서 1센티미터 정도 들어 올리면 된다. 우선은 15초를 유지해보고 익숙해지면 1분으로 늘리자. 좌우 1분씩 2분이 걸리니 양치질을 하는 3분 동안에 할 수 있다.

'한 발 1센티미터 업'이 힘들게 느껴지는 분에게는 '허벅지 수평으로 들어 올리기'를 권한다. 허벅지가 바닥과 수평을 이루도록 허벅지를 배까지 올린다. 걷듯이 좌우로 번갈아가며 하면 된다. 허벅지를 바닥에 있는 반대쪽의 발바닥으로 바닥을 확실히 눌러주는 느낌을 의식하자. 좌우 10회씩 총 20회를 1세트로 삼고 3분 동안에 2세트를 하자. 언뜻 '한 발 1센티미터 업'보다 어려워 보이지만 균형을 잡는 시간이 짧아서 더 쉽다.

두 훈련을 같이 하는 것이 좋지만 익숙해질 때까지는 둘 중에 편한 것을 실천하면 된다.

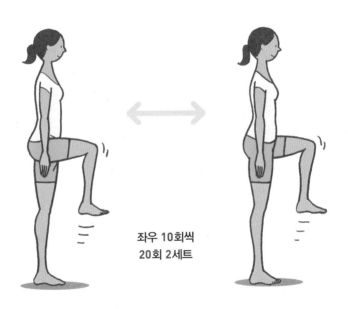

허벅지 수평으로 들어 올리기

좌우 10회씩
20회 2세트

목욕하면서 운동하기

욕탕이나 욕실 의자에 앉아 있을 때도 운동할 수 있다. 네 가지 동작을 살펴볼 건데, 모두 발가락 힘을 강화하는 운동이다.

발가락을 잘 움직이지 못하는 사람은 발바닥의 안정성이 낮고, 기계수용기도 둔하기 때문에 엉덩이 근육도 제대로 쓰지 못한다. '보 운동' '위 가위 운동' '아래 가위 운동' '전부 올리기 운동' 네 가지가 있다.

'보 운동'은 가위 바위 보를 할 때의 보처럼 발가락을 온 힘을 다해 벌린다. 특히 엄지발가락과 새끼발가락을 가운데 세 발가락과 확실히 떨어뜨리자. 이 동작을 15초 동안 유지한다. 발가락에 너무 힘을 주면 쥐가 날 수 있으니 조심하자.

'위 가위 운동'은 엄지발가락을 몸 쪽으로 젖히고 나머지 발가락을 가볍게 굽혀 15초를 유지하면 된다. 이때 엄지발가락과 다른 발가락은 발끝뿐만 아니라 발바닥 쪽부터 제대로 젖히거나 굽히자.

'아래 가위 운동'은 '위 가위 운동'의 반대 동작으로 엄지발가락을 굽히고 나머지 발가락을 몸 쪽으로 젖힌다. 마찬가지로 발바닥 쪽부터 움직이도록 의식하고 15초 동안 유지한다.

마지막으로 모든 발가락을 몸 쪽으로 젖히는 '전부 올리기 운동'도 발가락 시작 부분부터 움직이며 15초를 유지한다.

이 네 가지 운동은 차례대로 진행하는 것이 가장 좋다. 발가락이 잘 벌어지지 않거나 젖히기 어렵고, 양쪽 발가락을 굽히는 데 차이가 난다면 손으로 잡아도 된다.

발가락은 손가락과 달리 자유롭게 움직이지 못하는 사람이 대부분이다. 꾸준히 하면 자유롭게 움직일 수 있다. 발가락 힘을 키워서 발바닥에 안정감을 주고, 엉덩이 근육을 잘 사용하도록 하자.

이상으로 네 가지 '일상생활 운동'을 살펴보았다. 여기서 예로 든 것은 일부에 지나지 않는다. 매일 개와 산책을 하는 분은 허벅지에 신경 써서 걸으면서 고관절을 사용하기만 해도 운동이 된다. 습관으로 하는 행동에 운동을 더하는 것이 중요하다. 몇 번만 따라 해도 운동이 습관이 되어 훌륭한 훈련이 될 테니 말이다. '일상생활 운동'을 적극적으로 찾아보고, 활용하기 바란다.

바르게 서기,
걷기, 앉기

평소 생활 속에서 엉덩이를 단련하려면 바른 자세를 의식하는 것이 중요하다. 우리는 많은 시간을 서거나 앉고, 걸으면서 보낸다. 이때 자세가 바르면 엉덩이 근육에도 자연스럽게 자극이 가고, 장시간 서 있어도 힘들지 않다. 바르게 서고, 걸으며 앉는 자세를 알아보자.

바르게 서기

엉덩이 근육이 발달하면 자연히 서는 자세도 곧고 아름다워진다. 서 있는 자세는 인상에 큰 영향을 준다. 서 있을 때 등이 굽은 사람은 왠지 기운이 없어 보이고 더 나이 들어 보인다. 보기에 좋고 젊은 몸을 만들기 위해서라도 올바르게 서도록 하자.

올바른 서기란 무의식적으로 서 있을 때 신체 어디에도 힘이 들어가지 않은 상태다. 하지만 엉덩이가 퇴화하면 무릎 관절, 발목 관절 등 여러 관절이 불안정해진다. 따라서 서 있을 때 힘을 줄 필요가 없는 부분에도 힘이 들어가게 된다. 게다가 대부분의 사람은 몸이 긴장하고 있다는 사실을 모른다.

올바르게 서기 위한 첫 번째 포인트는 두 발을 주먹 하나가 들어갈 정도로 벌리는 것이다. 엉덩이가 약하면 균형을 잡으려 서 있을 때 발을 넓게 벌리려고 한다. 다리를 주먹 하나 정도의 폭 정도로만 벌리고 서도록 신경 쓰자.

두 번째 포인트는 발끝을 똑바로 앞을 향하게 하는 것이다. 발끝을 안이나 바깥을 향하지 않도록 한다. 중심을 잡기 어려우면 약간은 바깥을 향해도 괜찮다. 세 번째는 양쪽 무릎을 가볍게 바깥쪽으로 돌린다는 느낌으로 엉덩이에 힘을 주어 조이는 것이다.

여기까지가 하반신과 관련해 의식해야 할 포인트다. 네 번째로는 가슴을 가볍게 펴면 된다. 그리고 마지막 다섯 번째는 배꼽을 가볍게 넣는 것이다. 발끝, 발, 무릎, 가슴, 배까지 이 다섯 가지 포인트를 의식해서 서는 게 중요하다.

바르게 걷기

엉덩이 근육이 발달한 상태로 잘 쓰고 있는 사람은 걷는 데 어려움이 없다. 아무리 급한 경사 길에서도, 불안정한 산길이나 모래더미에서도 안정감 있게 걷는다. 평지와 계단을 걸을 때 바르게 걷는 방법을 살펴본다.

우선 평지를 걸을 때 포인트 중 첫 번째는 걸을 때의 발과 발 사이의 너비다. '서기'의 포인트와 마찬가지로 주먹 하나가 들어갈 정도의 폭으로 걷자. 두 번째로 발이 땅에 닿을 때는 반드시 발꿈치부터 착지해야 한다. 되도록 발꿈치의 바깥쪽을 의식해서 착지하자. 그리고 세 번째는 착지한 다음에 곧장 땅을 누르듯이 제대로 밟고 나아가는 것이다. 길고 가볍게 밟는다면 보폭이 커지고 걷는 속도도 빨라진다. 여기까지가 하반신의 포인트다.

다음은 상반신인데 서기 자세와 마찬가지로 가슴을 펴고 배꼽을 살짝 넣도록 하자. 마지막으로는 두 손의 엄지손가락을 걷는 방향으로 향하게 하면 된다. 이 여섯 가지 포인트를 의식하면 바르게 걸을 수 있다. 모든 자세는 할 수 있는 만큼만 따라 해도 충분하다.

계단을 오르내릴 때는 평지에서 걷는 법을 기본으로 삼되, 계단을 오를 때는 상체를 살짝 앞으로 기울인다. 그러면 엉덩이 근육을 잘 활용할 수 있기 때문이다. 그리고 내민 다리에 체중을 신고 바닥을 누르며, 다른 한쪽 다리를 고관절에 힘을 주는 느낌으로 잡아 당긴다. 이 동작을 반복하며 올라간다. 이때 앞의 다리에 체중이 실은 다음에 다른 다리를 움직이는 것이 중요하다.

내려갈 때는 착지할 때 무릎이 약간 바깥으로 돌리고 새끼 발가락 바깥쪽부터 닿게 하자. 엉덩이 근육이 충격을 흡수하기 때문에 무릎에 부담이 덜 간다.

계단을 오르내리는 데 신경 써야 할 포인트는 등을 굽히지 않는 것이다. 가슴은 펴고 배꼽은 살짝 넣은 자세로 걷도록 하자.

바르게 앉기

의자에 바르게 앉으려면 어떻게 앉아야 할까? 우선 첫 번째 포인트는 궁둥뼈로 불리는 좌골로 앉는 것이다. 의자에 앉았을 때 손바닥을 엉덩이 아래 부분에 넣으면 골반 뼈가 손바닥에 닿는데, 그것이 좌골이다. 좌골을 의자에 닿게 앉으면 골반이 똑바로 일어선다. 골반을 제대로 세우는 것이 바른 앉기의 핵심이다.

두 번째 포인트는 가슴을 펴고, 등의 근육이 위로 당겨진다는 느낌으로 앉는다. 위에서 실로 머리를 당기는 것처럼 생각하면 된다. 그렇게 하면 상반신이 곧고 아름다운 자세가 된다.

올바로 서기, 걷기, 앉기를 실제로 꾸준히 유지하기란 쉽지
않다. 우선은 가능한 범위 내에서 신경 써서 반복해보자. 반복
하다 보면 언젠가 습관이 될 것이다.

잘 쉬고, 잘 먹고,
잘 움직여야 한다

근육을 키우는 데 필요한 세 가지 원칙이 있다. '올바른 훈련' '균형 잡힌 식사' '충분한 휴식'이다. 이 세 가지에는 우선순위가 없다. 왜냐하면 각각 서로에게 영향을 주기 때문이다. 이 세 가지를 잘 지켜야 건강하고 올바르게 근육을 만들 수 있다. 어느 한 가지라도 빠지면 근육을 만들기 어려워지는 '삼위일체'이기 때문이다.

그래서 여러분이 '베이비 스텝' 훈련을 열심히 해도 영양적으로 균형이 맞지 않는 식사를 하거나 잘 쉬지 않는다면 훈련에 효과가 없다. 훈련과 함께 균형 잡힌 식사를 하고, 푹 쉬어주는 것을 기억하자.

효과적으로 엉덩이 근육을
키우는 단백질을 먹자

몸의 다른 근육과 마찬가지로 엉덩이를 키우는 데 중요한 영양소는 단백질이다. 단백질을 필요한 만큼 꾸준히 섭취해야 한다. 단백질에는 소고기와 돼지고기, 닭고기, 생선, 유제품 등의 동물성 단백질과 두부, 밀, 보리 등의 식물성 단백질이 있다.

근육을 만들려면 두 가지 단백질을 잘 섭취하는 것이 중요한데, 비율로 따지자면 식물성 단백질을 동물성 단백질보다 조금 더 섭취하기를 권한다.

동물성 단백질은 근육이 되기 쉬우면서도 동물성 지방도 많아서 동맥경화나 심근경색, 뇌경색 등의 위험을 높이기 때문이다. 반면에 식물성 단백질, 특히 대두의 단백질은 음식을 통해 섭취한 불필요한 콜레스테롤을 몸 밖으로 배출시키고, 혈중의 저밀도 콜레스테롤을 감소시키는 작용도 한다. 또한 대두의 단백질에 있는 '베타콘글리시닌' 성분은 중성지방과 내장지방을 감소시킨다.

따라서 나이가 많을수록 동물성 단백질보다는 식물성 단백질을 많이 섭취하는 게 좋다.

체중 1킬로그램당
1.5그램의 단백질이 필요하다

그렇다면 하루에 단백질을 얼마나 섭취하면 될까? 체중 1킬로
그램당 1.5그램의 단백질 섭취가 이상적이다. 예를 들어 체중
이 50킬로그램이라면 섭취해야 할 단백질은 75그램 정도이다.
단백질은 나이에 관계없이 체중에 비례하므로 같은 체중이면
20세든 70세든 근육을 만들기 위해서는 동일한 양의 단백질이
필요하다.

고작 75그램이냐고 생각할지도 모르지만, 75그램의 단백
질을 섭취하기란 쉽지 않다. 단백질은 실제로 소고기 100그램
에 20그램, 지방이 적은 닭가슴살도 100그램에 23그램 정도밖
에 들어 있지 않다. 또 식물성 단백질이 풍부한 두부는 300그
램 한 모에 24그램 정도만 들어 있다. 그래서 체중이 50킬로그
램인 사람이 75그램의 단백질을 매일 섭취하려면 소고기 스테

이크 3~4장(400그램)이나 두부 3모를 먹어야 한다.

물론 영양소는 음식으로 보충하는 것이 가장 좋지만 현실적으로 부족한 부분을 채우기 위해 건강 보조제를 활용해보길 권한다.

운동을 하는 사람이나 선수들은 프로테인이라는 단백질 파우더를 물이나 주스 등에 타서 마신다. 단백질을 쉽게 섭취할 수 있다. 최근에는 단백질을 더 세밀하게 분해한 아미노산 제품도 나온다. 몸에 잘 흡수되도록 만든 것이다. 이 아미노산은 약 4그램 정도의 스틱형 가루로 약 100그램에 해당하는 스테이크 1장과 같은 단백질을 보충할 수 있다.

식사에 신경 쓰고 건강보조제도 활용하면 체중 1킬로그램당 단백질 1.5그램을 섭취하는 것도 어렵지 않다.

식사에서는 단백질이 중요하지만, 몸속 유해물질 배출을 위해 채소와 과일도 충분히 섭취하자.

균형 잡힌 식사를 하고, 잘 쉬어야 훈련의 효과가 나타난다. 각자의 몸에 맞는 운동법과 식사법을 찾아 백 세까지 건강하게 지낼 수 있기를 바란다.

평생 걸을 수 있는 엉덩이 건강법
넘어지지도, 다치지도 않고 꼿꼿하게 백 세까지 걷는다

1판 1쇄 펴낸 날 2018년 10월 5일
1판 2쇄 펴낸 날 2018년 10월 30일

지은이 | 마쓰오 다카시
감　수 | 마에다 노리아키
옮긴이 | 황미숙

펴낸이 | 박윤태
펴낸곳 | 보누스
등　록 | 2001년 8월 17일 제313-2002-179호
주　소 | 서울시 마포구 동교로12안길 31
전　화 | 02-333-3114
팩　스 | 02-3143-3254
E-mail | bonusbook@naver.com

ISBN　978-89-6494-354-0　03510

• 책값은 뒤표지에 있습니다.
• 이 도서의 국립중앙도서관 출판예정도서목록(CIP)은 서지정보유통지원시스템 홈페이지
(http://seoji.nl.go.kr)와 국가자료공동목록시스템(http://www.nl.go.kr/kolisnet)에서 이용하실 수 있습니다.
(CIP제어번호: CIP2018026201)

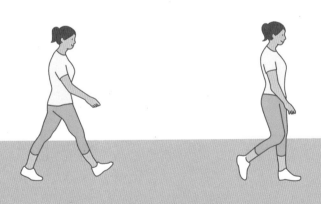

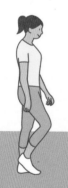 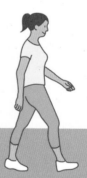

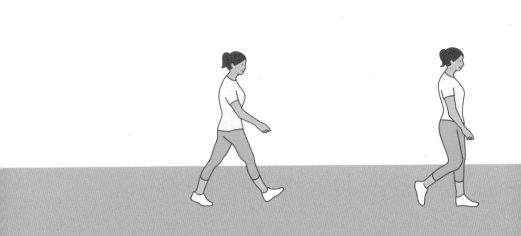

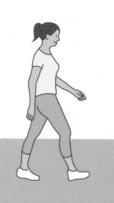
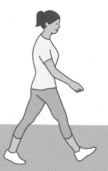